Thomas M. Zottmann,
Dr. med. Walter Harless

Heilen mit Ozon

*Gleichzeitig mit diesem
Band erscheint:*

**Gesund aus
eigener Kraft**

Thomas M. Zottmann,
nach psychologischer Ausbildung als Kindertherapeut in Berlin tätig, lebt als freier Schriftsteller und Medizinjournalist in München. Seine Bücher wurden in 14 Sprachen übersetzt. Er schrieb zahlreiche Texte für Kultur- und Dokumentarfilme, Hörspiele und Artikelserien. Für einen Beitrag aus der Serie »Moderne Medizin« in der Zeitschrift TV HÖREN UND SEHEN wurde ihm der Journalistenpreis der Deutschen Zahnärzteschaft verliehen. Thomas M. Zottmann ist Mitglied der Akademie für Naturheilkunde.

Dr. med. Walter Harless,
seit 19 Jahren praktischer Arzt in München, widmet seine besondere Aufmerksamkeit der vorbeugenden Gesundheitspflege, den Naturheilverfahren und der Krebsforschung. Dr. Harless ist Vorsitzender der Union für freiheitliche Medizin und Vorsitzender im Landesverband Bayern des Weltbundes zum Schutze des Lebens. Beide Gesellschaften haben es sich zur Aufgabe gemacht, den Menschen gesundheitlich zu aktivieren und bei der Wiederherstellung gesunder Umweltbedingungen mitzuwirken.

THOMAS M. ZOTTMANN
Dr. med. WALTER HARLESS

HEILEN MIT OZON

Mit 8 Abbildungen

EDITION TOMUS IM ECON VERLAG

Redaktion: Otmar Riedel

© 1976 by tv Tomus Verlag GmbH, München
Nachdruck sowie jede andere Art
der Verbreitung oder Wiedergabe nur mit
Genehmigung des Verlages
Zeichnungen: Fritz Wendler
Satz: VerlagsSatz Kort GmbH
Druck und Binden: Carl Ueberreuter, Wien
ISBN: 3-430-19977-8

INHALT

EINFÜHRUNG
Ohne Luft kein Leben   11
Der Bericht des Obersekretärs Hubert Gern   21

WAS IST EIGENTLICH OZON?
Das vielseitige Gas   27

FALL 1
Mit 21 ein nervöses Wrack   33

FALL 2
Seit Jahren Rheuma   39

FALL 3
Venenknoten und Geschwüre   49

FALL 4
Fernlastfahrer leben gefährlich   55

FALL 5
Wenn Schmerz den Schlaf vertreibt   61

FALL 6
Auch die Leber braucht Sauerstoff   71

FALL 7
Gleichgewichtsstörungen durch
Sauerstoffmangel   77

FALL 8
Warum heilt Hautpilz so schlecht? 85

FALL 9
Das Herz benötigt Sauerstoff 91

FALL 10
Es begann mit einem Hautausschlag 99

FALL 11
Ozon gegen Polyarthritis 107

Ozoninjektionen in Akupunkturpunkte —
eine erfolgreiche Kombination
zweier Heilmethoden 111

FALL 12
Sauerstoff verbessert Lernprozesse 117

FALL 13
Gedächtnisstörungen — ein Mangel an
Sauerstoff 123

Ozon — ein Lebensspender 129

Register 132

EINFÜHRUNG

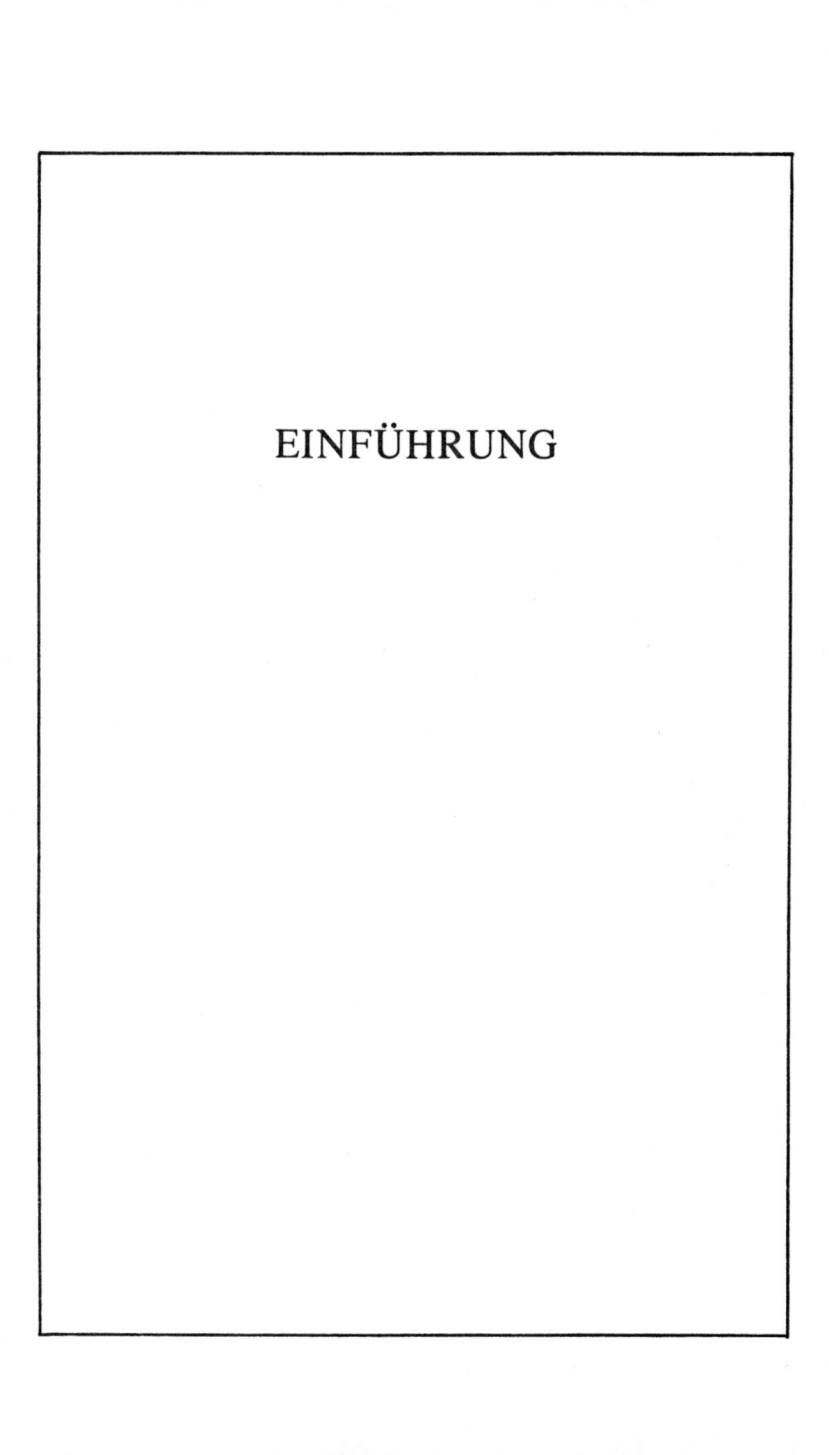

Ohne Luft kein Leben

Sie ringen nach Luft, wenn Ihnen bei einer schockierenden Nachricht eng ums Herz wurde. Wenn Sie fürchteten, in einer dicht zusammengedrängten Menschenmenge ohnmächtig zu werden. Bei einer Prüfung, wenn Ihnen absolut nichts mehr einfallen wollte. In einer schwierigen Lebenslage, wenn Ihnen die Puste auszugehen drohte.

Immer brauchen Sie Luft. Schon im Mutterleib, wenn Ihre Mutter noch die Mühe auf sich nimmt, für Sie mitzuatmen. Von den ersten Sekunden an, in denen Sie mit höchsten Erwartungen die Bühne der Welt betreten. Auf Essen können Sie wochenlang verzichten. Auf Luft nicht eine Viertelstunde.

Vielleicht finden Sie es merkwürdig, daß um Brot soviel lauter um Hilfe geschrien wird als um Luft. Die Regierungen, die Kirchen, die großen Hilfsorganisationen beginnen sofort Nahrungsmittel zu sammeln und zu spenden, wenn irgendwo in der Welt Hungersnot droht. Von der millionenfachen Luftnot, in der sich Menschen in jeder unserer Straßen befinden, hört man niemanden reden. Dafür wird nicht gesammelt und nicht gegeben. Darüber gibt es keine erschütternden Filmberichte im Fernsehen, keine packenden Reportagen in den Illustrierten und keine Akten bei den Behörden.

Ihre Atmung können Sie nicht wichtig genug nehmen

Richtig atmen ist die höchste Weisheit Die Luft, die Sie brauchen, saugen Sie mit dem Atem ein. Die Wissenschaft vom Atmen nennen indische Weise die höchste aller Wissenschaften. Sieht man sich an unseren Universitäten um, so findet man dort eine Ernährungswissenschaft in voller Blüte, und sucht vergeblich nach einer Wissenschaft vom Atem. Einen Lehrstuhl gibt es nicht.

Dieser Zustand ist absurd in unserer Gegenwart, in der Luft notwendiger als das tägliche Brot ist. Für Ihren Magenfahrplan bekommen Sie täglich neue Rangieranweisungen, mit denen Sie, wie es heißt, besser fahren sollen. Nach dem Rezept des Salzburger Arztes Wolfgang Lutz können Sie gut ein Leben ohne Brot führen und Ihre Kohlenhydrate genau so einschränken wie Ihre Urelternwährend der Eiszeiten. Sie können sich auch vegetarisch ernähren, wie es der Waerlandarzt Dr. F. Becker und Walter Sommer in Ahrensburg empfehlen. Oder nach dem Schweizer Arzt Bircher-Benner Rohkost aus Salaten, frischen Früchten und Rohgemüsen, Nüssen und Haferflocken vorziehen. Oder nach dem Ernährungslehrer Kollath und dem Gesundheitserzieher Schnitzer im vollen Getreidekorn den Schlüssel für Ihre Gesundheit sehen.

Doch für ihren Atem können Sie aus der Luft immer nur den einen Sauerstoff verwenden. Kein anderes der hundert Gase bietet sich zur Auswahl an. Der Sauerstoff allein ist Träger des Lebens. Ohne ihn gäbe es keine höheren Lebensformen auf Erden, wäre der Mensch niemals zur Entwicklung gekommen. Ohne Sauerstoff würde nichts existieren.

Nur zu einundzwanzig von hundert Teilen ist Sauerstoff in der Atemluft enthalten, achtundsiebzig Teile sind Stickstoff. In das letzte noch fehlende Prozent teilen sich unter anderen Argon, Neon, Helium, Krypton, Kohlendioxyd, Wasserstoff, Ammoniak, Jod, Lachgas, Schwefeldioxyd und Abgase. Mit einem Millionstel partizipiert auch Ozon noch an dem einen Prozent.

Einatmen

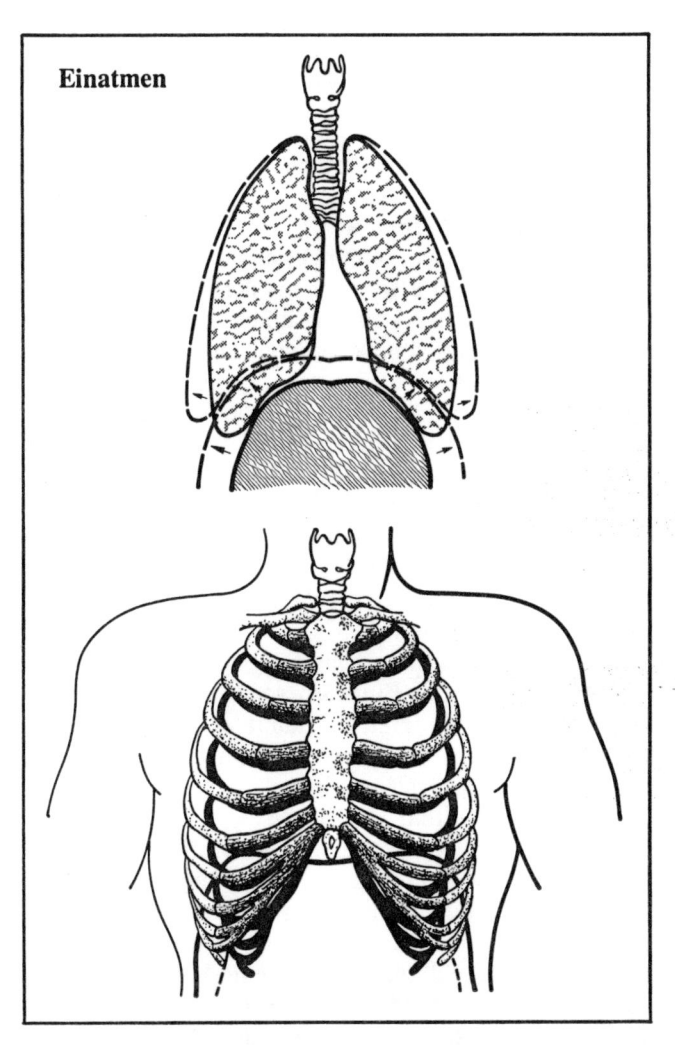

Beim Einatmen verlagert sich das Zwerchfell nach unten und die Rippen werden nach außen bewegt. Dadurch erweitert sich die Höhle des Brustkorbs. Luft strömt in die Lungen ein. Beim Ausatmen steigt das Zwerchfell wieder an, und die Rippen nähern sich einander an. Die Brusthöhle wird verkleinert und die Luft aus den Lungen ausgetrieben.

Mit jedem Atemzug atmen wir einen halben Liter dieser ungleichen Mischung ein. Hundertfünf Kubikzentimeter davon sind Sauerstoff. Nur noch einundachtzig Kubikzentimeter Sauerstoff atmen wir aus. Vierundzwanzig Kubikzentimeter haben die Lungen einbehalten. Von diesen vierundzwanzig Kubikzentimetern Sauerstoff leben wir.

In Ruhe atmen wir zehn bis siebzehn Mal in der Minute ein. Das sind etwa fünf bis acht Liter Luft. Bei starker körperlicher Leistung können es hundert und mehr Liter in der Minute werden. Das wären einundzwanzig Liter Sauerstoff in nur sechzig Sekunden.

Auf hundert Quadratmetern, größer als die Grundfläche einer Wohnung, nehmen die Lungen den Atem auf. In dreihundert Millionen Lungenbläschen wird der Sauerstoff aus der Frischluft gefiltert.

Warum sehen Sie bei Blut rot? Pausenlos schieben sich an die Halbkugeln der Lungenbläschen, ein fünftel bis einen halben Millimeter groß, die roten Blutkörperchen wie Frachtkähne an lange Kaianlagen heran.

Von diesen Frachtern gehen sieben auf ein hundertstel Millimeter. Die Blutkörperchen übernehmen im Kaibecken den Sauerstoff. Damit er sich nicht verflüchtigen kann, wird er sorgfältig auf jedem Frachter verpackt. Das Verpackungsmaterial ist rot, heißt Hämoglobin und besteht aus Eiweiß.

Weil sich in den Kanälen der Blutwege so viele Frachter mit den roten Ladungen drängen, sieht Blut rot aus. Auf allen Blutkanälen schwimmen fünfundzwanzig Billionen dieser winzigkleinen Sauerstoff-Frachter. Eine Billion sind tausend Milliarden. Eine Milliarde sind tausend Millionen. Damit verfügen wir über eine Frachterflotte, die an Zahl sämtlichen Schiffen auf allen Weltmeeren und Flüssen unserer Erde überlegen ist.

Schiffe bewegen sich in Flüssigkeit. Die Flüssigkeit, in der die Sauerstoffschiffe fahren, ist das zart bernsteinfarbene Blutplasma. Dieses Blutplasma besteht zu neunzig Teilen aus Wasser. Die anderen zehn Teile bilden Mineralstoffe wie Natrium, Kalium, Calcium, Magnesium, Eisen und Kupfer; ferner Chlor, Kohlensäure, Phosphorsäure, Schwefelsäure, Brom, Jod und Fluor; Eiweißkörper, darunter Globuline, Albumine und Fibrinogen, außerdem Harnstoff; Fette, darunter Cholesterin, Lezithin; Kohlenhydrate, Blutzucker, Glykogen, Milchsäure; schließlich Fermente, Hormone und Vitamine.

Aus dieser nährstoffreichen Blutflüssigkeit wird jede einzelne der Körperzellen versorgt. Ihre Zahl erreicht astronomische Ausmaße. Auch wenn die meisten von ihnen so klein sind, daß man sie mit bloßem Auge überhaupt nicht bemerken kann, bilden sie in ihrer Gesamtheit ungeheure Arbeiterheere. Und jedes Arbeitsteam, mag es auch noch so weit von der Zentrale Herz entfernt sein, muß von dem Strom-, Fluß- oder Bachsystem des Blutes erreicht werden.

Sie sind Arbeitgeber für Millionen

Dazu sind im Körper über fünfzigtausend Kilometer Rohrleitungen mit elastischen Wandungen verlegt. Gefüllt mit einem höchstkonzentrierten und feinstdosierten, ständig fließenden Nährstrom. Die Zellen vermehren sich und arbeiten, damit wir leben, sich bewegen, denken, sehen, hören und sprechen können.

Mit Nahrung allein könnten die Zellen jedoch genauso wenig anfangen wie ein Automotor mit einem Kanister Kraftstoff, ein Heizkessel mit einer Kanne Heizöl und ein Küchenherd mit ausströmendem Gas. Ohne Sauerstoff würde kein Auto fahren, kein Ofen brennen, keine der Körperzellen tätig werden.

Sauerstoff muß zu jeder einzelnen Zelle im Organismus gebracht werden. Dazu haben wir die unübersehbare Transporterflotte der roten Blutkörperchen auf allen Kanälen des Blutkreislaufs.

Sorgfältig in Hämoglobin verpackt wird Sauerstoff auch in den letzten, versteckten Winkel des Körpers geliefert, wenn die Zufahrtswege offen und die Verladerampen frei sind.

Venen und Arterien

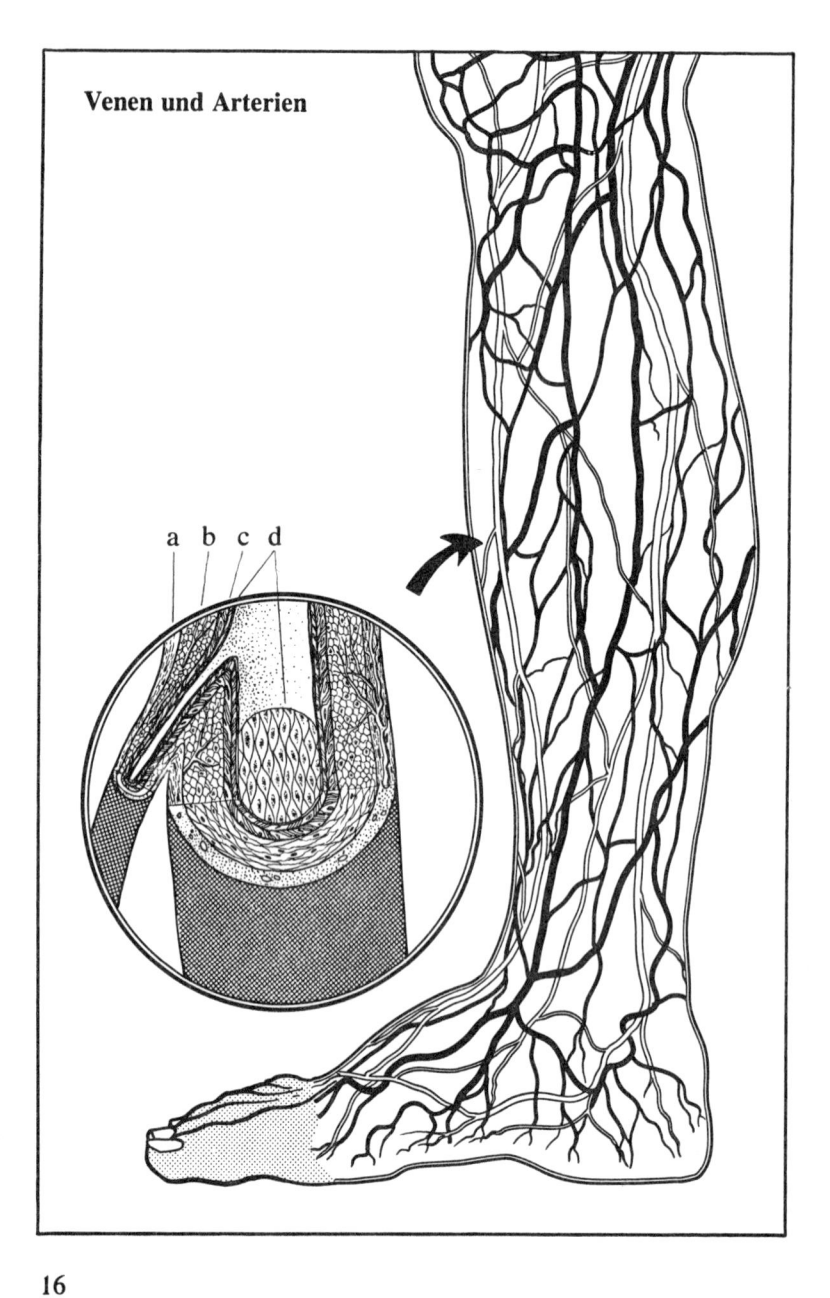

a b c d

16

WUNDER IN IHREM ORGANISMUS

Von den 25 Billionen *roten* Blutkörperchen mit einer Gesamtoberfläche von 2500 Quadratmetern = 50 mal 50 Metern befinden sich ständig 6 Billionen in Ihrer Lunge.

Jede Sekunde werden 2 Billionen rote Blutkörperchen von einem Ihrer Atemzüge mit Sauerstoff beladen.

Die Transporte dieser gigantischen Flotte sind für die einzelnen Blutkörperchen so anstrengend, daß jedes Blutkörperchen nur 4 Monate lebt.

Das heißt: Alle 120 Tage muß der gesamte Bestand von 25 Billionen erneuert werden. Das sind in jeder Sekunde Ihres Lebens 2,4 Billionen. Wie wichtig ist Essen und Trinken für Sie? Wie oft denken Sie am Tag an Ihren Hunger? Vergessen Sie nicht, daß Atmen genau so wichtig für Sie ist wie Essen und Trinken.

OZON kann Ihnen helfen, wenn Sie Schwierigkeiten beim Sauerstofftransport in Ihrem Körper haben.

Links: Die Venen brauchen keinen so hohen Druck auszuhalten wie die Arterien, da sie das Blut nur zum Herzen zurücktransportieren. Sie haben deshalb dünnere Wände.
Die Arterien (siehe Querschnitt) sind aus mehreren Schichten aufgebaut:
a = Äußere Gefäßwand, elastische Gefäßaußenwand
b = Mittlere Adernwandschicht
c = Elastische Gefäßinnenhaut
d = Zellige Auskleidung

Höchste Zeit für Sie, atmen zu lernen

Und da beginnt für viele Leute schon das Elend mit zwanzig. Und für die meisten die große Sorge ab vierzig.

Man hat Ihnen das ABC beigebracht, und Sie wissen, wo Uganda liegt. Sie können Ihre Abzüge und Steuern nachrechnen. Doch wie Sie optimal atmen, hat Ihnen kein Lehrer beigebracht. Und was Sie am besten essen und trinken sollten, um die lange Strecke der Blutstraßen frei von Cholesterinschlamm und Kalkbänken zu halten, ist noch heute das große Rätselraten der Gelehrten und der dankbarste Verkaufsschlager für Ernährungspropheten.

Regierungen und Schulen beklagen die inflationäre Entwicklung unserer Herz- und Kreislauferkrankungen und die beängstigend ansteigenden Ziffern der Herzinfarkt- und Gehirnschlag-Katastrophen in unserer Hochzivilisation. Doch jedes Kind, vollprogrammiert mit Daten und Informationen, bleibt wie seine Voreltern im unwissenschaftlichen Mittelalter in finsterster Unwissenheit über seine Atmung und seine Ernährung.

Sie sind so alt wie Ihre Blutgefäße

Ihr Alter bestimmen Ihre Blutgefäße Alter, das ist nach dem Personalausweis eine Zahl, die lediglich für den Computer einer Behörde von Interesse ist. Über Lebenskraft, Leistungsfähigkeit, Ausdauer und Temperament entscheidet allein das Blutverteilersystem unter der Haut. Damit bestimmen Arterien und Venen das wahre Lebensalter.

Wir finden es selbstverständlich, die Flußbetten einzuzementieren, Wasserläufe zu kanalisieren, Seen und Ströme mit dem Abfall der Industrien vollzupumpen. Die technisierte Großraumlandschaft ist das vergröberte und sichtbare Bild der Vorgänge in unserem Innern.

Wenn die Wände der Blutadern erstarren und Kalkbeläge ansetzen, so geschieht dies meist nach einem langen und arbeitsreichen Leben. Heute manchmal allerdings auch schon mit zwanzig.

Johann Wolfgang von Goethe bekam einen Herzinfarkt nach einem Verschluß von Kranzgefäßen mit dreiundachtzig. Der Philosoph Immanuel Kant merkte mit achtundsiebzig, daß sich seine Arterien verhärteten, als er im Gehen und Stehen umfiel.

Heute lassen sich die meisten Menschen nicht so lange Zeit mit Kreislaufstörungen und ihren gefährlichen Folgen. Sie glauben, sich mit Durchblutungsschwierigkeiten genauso abfinden zu müssen wie mit Leistungszwang und Streß. Tun Sie das nicht!

Kreislaufschwächen und Durchblutungsstörungen folgen Gewebe-Ernährungsstörungen

Wo in der freien Natur die Bäche begradigt und die Flüsse einzementiert werden, sinkt der Grundwasserspiegel. Im menschlichen Organismus trocknet die Arteriosklerose die Gewebe aus. Die Haut wird spröde. Die Muskeln versagen den Dienst. Die Gelenke erhalten keine Schmierstoffe mehr und rosten ein. **Lassen Sie nicht zu, daß Ihre Adern verhärten**

Sauerstoff läßt sich gegen atherosklerotisch verhärtete Adern, gegen erweiterte und geschädigte Venen, gegen die Störungen des Kreislaufes und Mängel der Durchblutung einsetzen. Und zwar in seiner aktivsten und vitalsten Form, dem Ozon.

Der Bericht
des Obersekretärs Hubert Gern

Als Junge hat er schon immer gern mit Modelleisenbahnen gespielt. Heute ist er dreiunddreißig und seit elf Jahren bei der Bundesbahn. Als Obersekretär im wichtigsten Stellwerk eines Großstadtbahnhofes ist er für das reibungslose Ein- und Auslaufen der Züge verantwortlich.

Von den tausenden Reisenden, die hier ankommen und abfahren, kennt ihn niemand. Doch alle verlassen sich darauf, daß er da ist. Und aufpaßt, daß ihr Zug in der richtigen Sekunde über die richtigen Weichen auf die richtigen Gleise gelenkt wird.

Merkwürdig, daß Sie sich einem Menschen anvertrauen, den Sie noch nie gesehen haben, den Sie auch höchstwahrscheinlich niemals sehen werden: Hubert Gern.

Wenn Sie einen Blick in seinen Dienstraum werfen könnten, würden Sie sich nicht mehr ganz so selbstverständlich darauf verlassen, daß Ihr Zug in der richtigen Sekunde über die richtigen Weichen sein für ihn bestimmtes Gleis findet. Hubert Gern ist schläfrig, er fühlt sich abgeschlagen.

Als er damals im Stellwerk anfing, hatte er Nerven wie Drahtseile. Kein verspäteter Trans-Europa-Expreß, der das kunstvolle Netz seiner Weichen durcheinanderbrachte, konnte Huberts Gleichgewicht erschüttern. Daß er sechs Jahre später immer nervöser wurde, lag nicht an den Zügen, sondern daran, daß jede Nachtschicht Huberts biologischen Rhythmus verändert.

Schlafen ist ebenso wichtig wie Wachen

Der Tag- und Nachtrhythmus mit seinen Wach- und Ermüdungsperioden ist dem menschlichen Organismus seit Jahrmillionen einprogrammiert. Der Körper braucht Erholungspausen. In diesen Pausen säubert sein Blut die Gewebe von den Halden der Zerfallsprodukte und füllt die Sauerstoffreserven wieder auf.

Hubert findet nachts keinen Schlaf. Seine Beine sind kalt. Der Blutstrom in seinem Körper wird an zu vielen Stellen, an denen sich Arterien teilen, durch Auflagerungen gebremst. Am Tage schlafen ihm mitunter die Finger ein. Seine Hände fühlen sich taub an. Er leidet an Durchblutungsstörungen. Seine Muskeln sind auf Spargang geschaltet. Verschiedene Organbereiche in Huberts Körper werden nur minimal mit Sauerstoff beliefert.

Zum Beispiel sein Gehirn. Deshalb versinkt er manchmal in Wachträume. Deshalb dreht sich nachts sein Gedankenkarussell wie ein Mühlrad immer auf der Stelle. Das ängstigt Hubert jedoch nicht. Auch seine kalten Füße und die tauben Hände sind kein Anlaß der Sorge für ihn. Nur daß sein Darm so träge ist, gibt ihm zu denken. Schließlich geht er zum Arzt.

»Sie atmen falsch«, sagt der Doktor zu ihm. »Sie atmen zu flach. Ihre Organe können die vielen belegten Brote, den Schweinsbraten, das Gemüse, die Äpfel, die Puddinge, das Bier, das Sie Ihrem Körper anbieten, nicht verwerten. Wenn Sie viel essen, müssen Sie auch tief atmen und sich viel bewegen. Sonst werden Sie zu dick.«

Fehlt Sauerstoff, streikt der Darm

Hubert ist wie die meisten Männer in seinem Alter zu dick. Er hat nicht gewußt, daß die Menge seines Essens und Trinkens der Menge seines Atems entsprechen muß, wenn er gesund bleiben will.

Sein Darmtrakt erhält zu wenig Sauerstoff. Wird dem Darm nur fünfundsiebzig Prozent seines Bedarfs an Sauerstoff zugeführt, wird seine Arbeitsleistung beeinträchtigt. Bekommt er nur fünfundsechzig Prozent, hört die Darmbewegung auf.

In seinem Körperhaushalt sieht sich Hubert roten Zahlen gegenüber. Auf seiner Bank hat Hubert ein Sparkonto, das jeden Monat wächst. Doch in seinem Organismus gibt es Fehlbeträge.

Hubert weiß nicht, daß es Sauerstoffschulden geben kann, die bösere Folgen haben, als wenn er mal sein Bankkonto überzieht.

»Geben Sie mir ein Abführmittel, damit mein Darm wieder in Ordnung kommt«, fleht Hubert den Arzt an.

»Ihr Darm verhält sich passiv«, sagt der Doktor. »Passiv, weil er infolge Sauerstoffnot zu schwach zur Arbeit ist. Wir wollen Ihren Darm aktivieren. Ihn dazu erziehen, daß er von selbst seine Arbeit tut. Wir werden das mit Ozon versuchen.«

Hubert muß sich in Rückenlage auf die Liege im Behandlungsraum legen. Der Arzt reguliert den Gasdruck an seinem Ozongerät. Er schraubt einen anderthalb Meter langen Kunststoffschlauch in die Düse des Gerätes und setzt vorn auf den Schlauch das Darmrohr auf.

Ozon aktiviert die Verdauung

Nun wird die Gasentnahmedüse geöffnet. In den Schlauch strömt ein Gasgemisch von Sauerstoff und Ozon ein. Nachdem der Schlauch mit dem Gemisch gefüllt ist, klemmt der Arzt den Schlauch mit einer Klemme ab. Vorsichtig führt er das Darmrohr in den After ein, löst die Klemme und Hubert spürt ein leichtes Spannen im Bauch.

Nach wenigen Sekunden klemmt der Arzt wieder den Schlauch ab, schaltet das Ozongerät aus, schließt die Gasflasche und befreit Hubert vom Darmrohr.

Nach bereits zwölf Darminsufflationen hat Hubert keine Angst mehr, beim Dienst einzunicken.

Er ist jetzt immer munter. Sein Stuhl ist regelmäßig. Hubert schläft jede Nacht durch und hat warme Füße und quicklebendige Finger.

Seine Dösigkeit ist wie weggeblasen. Weggeblasen vom Ozon.

WAS IST EIGENTLICH OZON?

Das vielseitige Gas

Der Doktor läßt den Kunststoffschlauch, den er beim Füllen mit Gas stets hochhält, ein wenig sinken, bevor er ihn abklemmt.
Obwohl die Menge des ausgeflossenen Ozons nur ganz gering ist, nimmt man sofort einen charakteristischen Geruch wahr. Dieser Geruch steht zwischen Chlor und schwefliger Säure.

»So roch es immer bei unserer Elektrisiermaschine zu Haus«, erinnert sich Hubert.

»...und neben arbeitenden Röntgenröhren und bei Gewittern«, setzt der Arzt hinzu. »Ozon bildet sich nämlich bei elektrischen Entladungen und wenn ultraviolette Strahlen auf Sauerstoff wirken. Sein Geruch ist so stark, daß Sie ihn noch wahrnehmen, wenn sich nur ein einziger Teil Ozon in fünfhunderttausend Teilen Luft befindet.«

Elektrizität + Sauerstoff = Ozon

Ein Liter Luft wiegt 1,3 Gramm, ein Liter Ozon 2,1 Gramm. Weil Ozon schwerer als luft ist, mußte der Doktor den Kunststoffschlauch hochhalten, sonst wäre sein Sauerstoff-Ozon-Gemisch in den Behandlungsraum geflossen. Und das darf es nicht.

Ozon ist in zu großer Dosis giftig. Es tötet Kolibakterien und Erdbazillen schneller als Chlor. Trinkwasser macht es keimfrei.

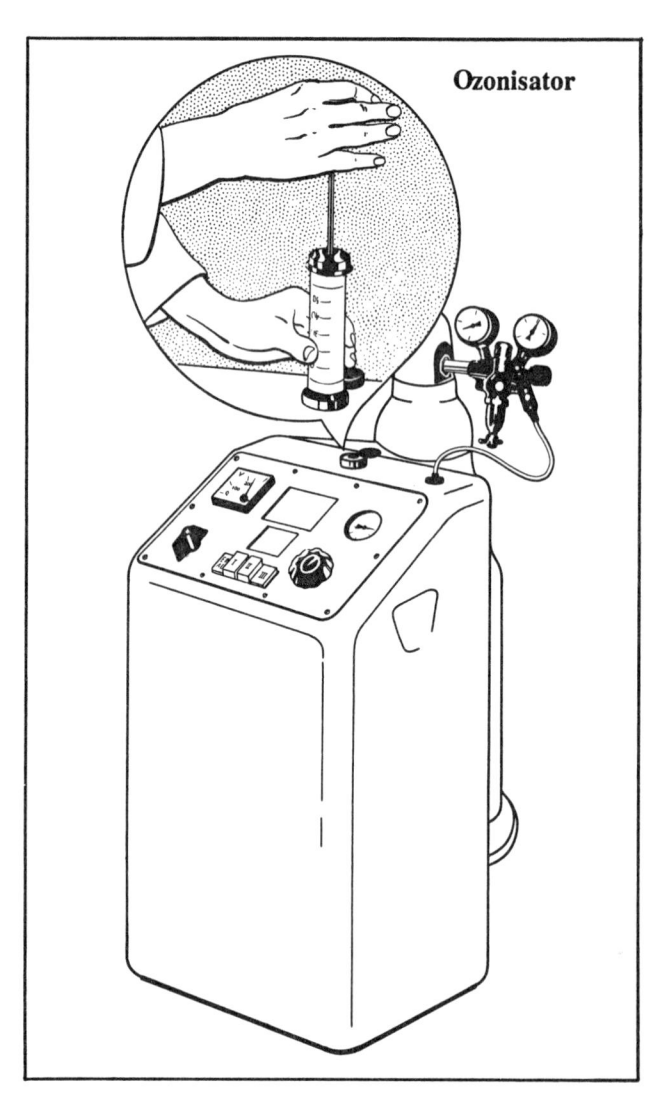

Ozonisator
Die Rekordspritze wird auf das Gerät zur Ozon-Sauerstoff-Therapie aufgesetzt. Der Gasdruck füllt die Spritze, der Kolben wird zurückgeschoben. Ozon selbst ist durchsichtig.

Ozon rettet Ihr Leben

In Erdnähe ist Ozon in der Luft nur in geringer Menge vorhanden. Wenn Ihnen jemand sagt, sie sollten deshalb im Wald spazieren gehen, weil dort mehr Ozon vorhanden ist, so befindet er sich im Irrtum. Im Wald gibt es nicht mehr Ozon als bei Ihnen vor der Haustür.

Ozon in seiner stärksten Konzentration gibt es in fünfunddreißig Kilometer Höhe. Noch fünfundzwanzig Kilometer höher fehlt es vollständig.

Das Ozon filtert aus dem Sonnenlicht die lebensfeindlichen Ultraviolettstrahlen heraus. Auf diesen luftigen Schirm prasseln die unsichtbaren Strahlen auf und werden wirkungslos. Wenn in zwanzig Kilometer Höhe eine Kälte von minus fünfzig bis minus siebzig Grad Celsius herrscht, so klettert das Thermometer im Ozonmaximum auf null Grad Celsius.

Vom Ozon träumen alle Raketenbauer der Erde. Ozon wäre der energiereichste Treibstoff für chemische Triebwerke. Nur leider hat seine Energie die beklagenswerte Tendenz, sich unter heftiger Detonation selbst zu zersetzen. In allen Weltraumlabors arbeiten große Teams fieberhaft daran, konzentriertes Ozon zu stabilisieren. **Explosion ausgeschlossen**

Zum Glück brauchen Sie als Ozonpatient nicht vor einer Detonation im Behandlungsraum zu zittern. Wer immer Sie auch mit Ozon behandelt, hat lediglich eine Flasche Sauerstoff im Behandlungsraum stehen. Das Ozon wird erst im Ozonisator durch friedliche elektrische Entladung bis zu fünfzehn Prozent im Sauerstoff gewonnen. Dieses Sauerstoff-Ozon-Gemisch wird in bestimmter Dosierung als Heilmittel verwendet.

Lesen Sie selbst, bei welchen Leiden und Krankheiten sich Ozon bewährt hat.

FALL 1

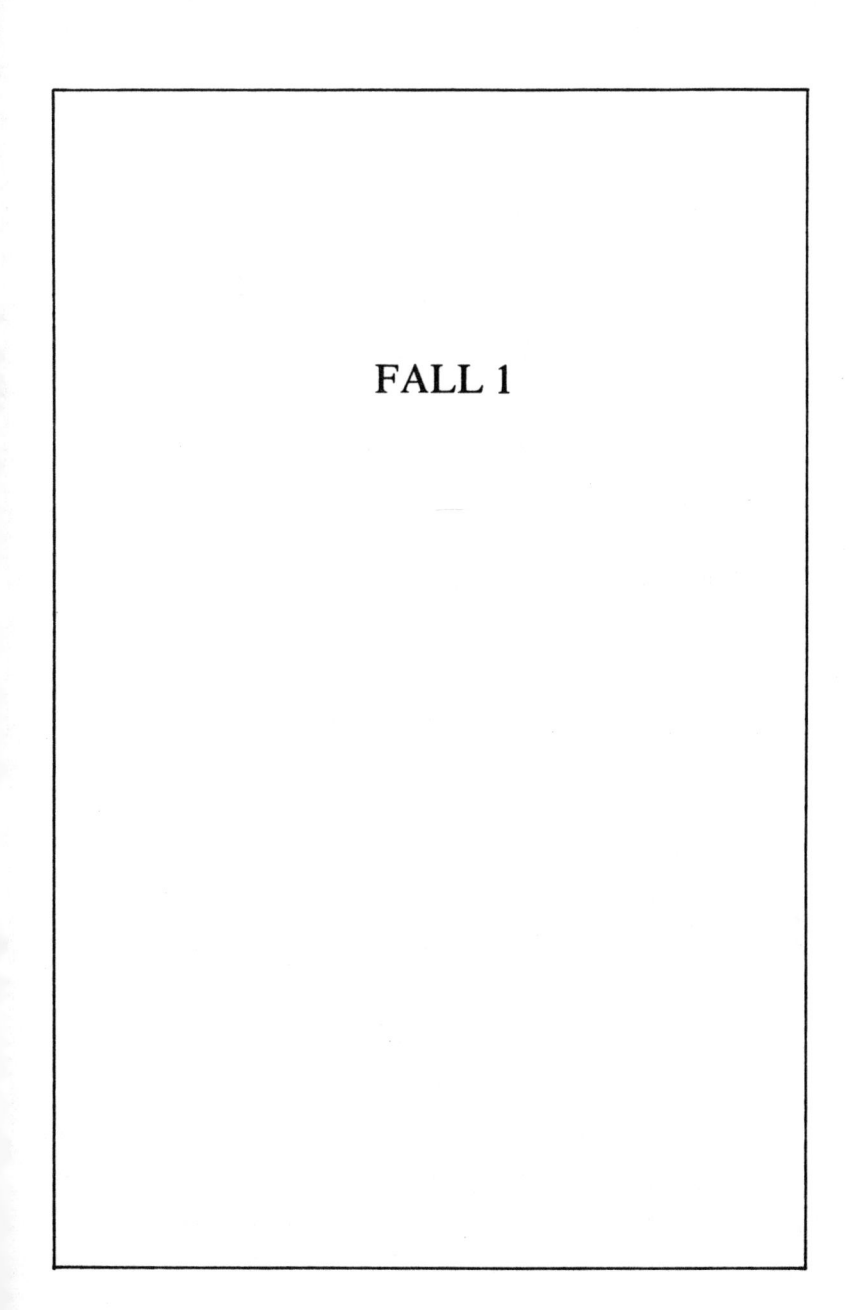

Mit 21
ein nervöses Wrack

Einundzwanzig Jahre ist sie alt, blond und schlank wie ein Schulmädchen.

Angela Krinus heiratete mit achtzehn. Sie hat zwei Kinder und gehört zu den hundert Millionen Frauen, die an vegetativer Dystonie erkrankt sind. Es handelt sich, wie Dr. med. Karl P. Thöma feststellt, um eine Weltepidemie, die das Wohlbefinden stört, die Arbeitsleistung auf das empfindlichste beeinträchtigt und die ganze Umgebung in Mitleidenschaft zieht.

Vegetative Dystonie, die Krankheit unserer Zeit

»Ich habe Schmerzen in der Herzgegend«, sagt Angela, »beim kleinsten Anlaß krampft sich mir das Herz zusammen. Wenn mein Mann nach Haus kommt, habe ich Herzjagen, doch nicht etwa aus Freude, sondern weil ich fürchte, wieder etwas falsch gemacht oder vergessen zu haben. Ich habe stets kalte Hände und Füße, und meine Glieder schlafen leicht ein. Wenn ich eine Treppe hochsteige, muß ich an jedem Absatz stehenbleiben, weil ich keine Luft mehr bekomme. Nachmittags kriege ich Kopfschmerzen, bin benommen und schwindlig. Auf den Augen lastet ein schwerer Druck. Von Schlaf kann in vielen Nächten keine Rede sein. Ich kann mich nicht konzentrieren. Vor jeder Regel werden alle Beschwerden schlimmer, und ich bin zu nichts zu gebrauchen.«

Ein Katalog von Leiden, die eng mit dem vegetativen Nervensystem zusammenhängen. In dieses wie eine Goldwaage feinst abgestimmte System bringt die Hektik des täglichen Lebens Unordnung. In einem geschwächten Organismus hat das verheerende Folgen.

Zusammengekauert sitzt Angela auf dem Sessel im Behandlungszimmer. Ihr Hausarzt schlägt eine Spezialbehandlung mit ihrem eigenen Blut vor:

»Diese Methode hat eine Bezeichnung, die nur im Anfang schwer aufzunehmen und zu behalten ist. Sie heißt hämatogene Oxydationstherapie.«

»Tut das weh?« fragt Angela und sinkt noch mehr in sich zusammen.

Sauerstoffmangel verursacht Krankheiten

»Weil wir zuwenig Sauerstoff bekommen, sterben wir an Sauerstoffmangel im Blut«, erklärt der Doktor. »Professor Dr. med. Knipping meint: Die Verminderung des Sauerstoffgehaltes im Blut ist ein chemischer Vorgang, mit dem sich bis heute weder die Medizin noch die Chemie ausreichend beschäftigt hat. Wir Ozontherapeuten befrachten das Blut mit Sauerstoff und wirken damit der Müdigkeit, der schnellen Erschöpfbarkeit der Organe entgegen.«

Zu wenig Sauerstoff über die Lungen

Angela hebt den Kopf. »Ich denke, wir bekommen den Sauerstoff mit dem Atem über die Lungenflügel in unser Blut?«

»Anscheinend jedoch nicht genug«, erwidert der Arzt leise, »sonst gäbe es das Geheimnis des Sterbens aus Sauerstoffmangel nicht.

Sauerstoffnot führt jedoch schon lange vor dem Sterben zu schweren Krankheitsbildern. Zum Beispiel zu Kreislauflabilität, nervösen Regulationsausfällen, Erschöpfungszuständen, Magen-Darm-Fehlverhalten, psychogenen Störungen. Sehen Sie, ich entnehme mit dieser Spritze fünfzig Milliliter Blut aus Ihrer Armvene. Das Blut wird mit zehn Kubikzentimeter einer

Lösung von Natrium-Citricum versetzt. Die Lösung verhindert, daß Ihr Blut in der Spritze gerinnt.

Und das ist ein Gerät, das ein Schweizer Mediziner, Professor Wehrli aus Locarno, konstruiert hat. Unter Druck wird hier Sauerstoffgas Ihrem Blut zugeführt. Es schäumt in Millionen Bläschen auf. Der großflächige Blutschaum wird mit einem Kaltbrenner ultraviolett bestrahlt. Dabei verwandelt sich ein Teil des Sauerstoffs in Ozon. Der Blutschaum fällt zusammen und die Blutkörperchen sind nun wie im arteriellen Blut mit Sauerstoff vollgepackt. Das Blut wird mit einer Spritze wieder über die Vene oder intramuskulär Ihrem Körper zurückgegeben. Der ganze Vorgang dauert nicht länger als zwanzig Minuten.«

Keine Rede mehr von Depressionen

Angela willigt in die Behandlung ein. Zweimal in der Woche entnimmt der Doktor ihrer Vene Blut und injiziert es ozongesättigt in ihren Kreislauf zurück. Früher hat Angela alle Mittel gehabt: Tabletten gegen Kopfschmerzen, Zäpfchen gegen Verstopfung, Tee zum Einschlafen, Tropfen für das Herz.

Nach der zweiten Behandlung bekommt sie keine Kopfschmerzen mehr. »Fühl mal«, sagt sie zu ihrem Mann, »wie meine Füße glühen.« Und weil sie jetzt warme Füße hat, kann sie sofort einschlafen und wacht während der Nacht nicht mehr auf. Und weil sie durchgeschlafen hat, ist sie am nächsten Tag quicklebendig. Keine Rede mehr von Depressionen und Lebensüberdruß.

Angela kennt keine Probleme mehr

Nach der vierten Behandlung sagt Angela: »Ich bin ein neuer Mensch!« Und mit ihr selbst verwandelt sich auch ihre Umwelt.

»Früher«, sagt Angela, »war ich so oft die Ehe leid und wünschte mir, allein zu sein. Ich wollte mich irgendwo verstecken, wo mich keiner findet. Jetzt freue ich mich, wenn mein Mann nach Hause kommt. Auch seine Berichte aus der Firma machen mich nicht mehr nervös, genausowenig wie das Geschrei der Kinder. Ich habe seit der Ozontherapie viel bessere Nerven. Ich weiß nicht, was aus unserer Ehe geworden wäre, wenn alles so weitergelaufen wäre wie bisher.«

Allzu viele Menschen sind überarbeitet, überfordert und erschöpft. Ihrem Blut fehlt Sauerstoff, ihre Organe treten in Hungerstreik. Wonach sie hungern, ist Sauerstoff. Die Zellen werden blockiert. Manche entarten zu wuchernden Gärungszellen. Kommen wir einem solchen Organismus mit gezielter Zufuhr von Ozon zu Hilfe, so werden die Zellen entblockiert, die Organe mit Sauerstoff gesättigt.

Wird nun zugleich der Raubbau an den Kräften von außen eingestellt und die Ernährung umgestellt, so gewinnt der Körper neue Kräfte. Erschöpfung und vorschnelle Ermüdbarkeit sind zu Ende.

FALL 2

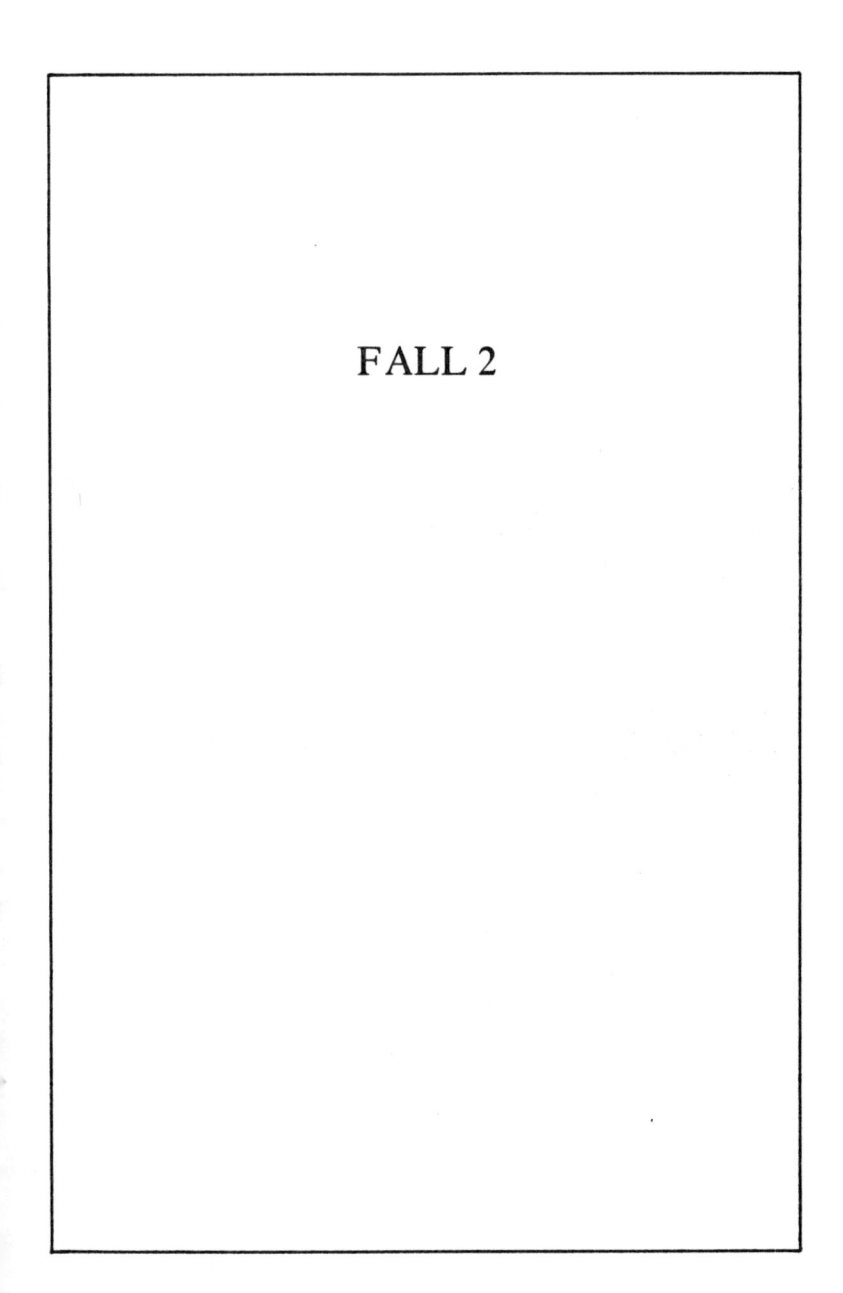

Seit Jahren Rheuma

Karla Gebhard arbeitet in einer Maschinenfabrik. Sie erhält Akkordlohn, der nach dem Ergebnis ihrer Arbeit berechnet wird. Je mehr Stück sie schafft, um so höher ist ihr Lohn. Karla ist heute vierzig. Sie hat in ihrem Leben keine besonderen Wünsche gehabt, aber ein Baby wollte sie. Über die Konsequenzen zerbrach sie sich nicht den Kopf. Vor sechs Jahren war es soweit. Sie bekam ihr Baby, ein Töchterchen. »Von da ab wußte ich endlich, wofür ich schufte«, sagt Karla.

Zu wenig Rücksicht auf sich selbst, wer kennt das nicht?

Und sie schuftet wirklich. Ihre Hände nehmen vom Band ein Werkstück, biegen es zurecht und setzen es ein. Immer dieselben Bewegungen unter Maschinenöl. Immer die Augen auf diese Bewegungen konzentriert. Keine Ablenkung, keine Pause, solange das Fließband die Werkstücke anfährt. Karlas Hände und Arme sind von Öl verschmiert. Die Präzision, mit der sie die Stücke einsetzt, hat etwas Atemloses. Wie ihre Arbeit. Fehler gibt es bei ihr nicht.

Als Ellinor geboren war, nahm Karla ihre Mutter zu sich. Das Kind sollte nicht allein zu Haus bleiben. Von da ab hatte Karla für drei zu arbeiten. »Wie ein Mann«, sagt sie und lacht. »Was das alles kostet, hatte ich mir vorher gar nicht überlegt. Miete, Essen, Anziehsachen, ich kann Ihnen sagen...«

»Bekommt Ihre Mutter denn keine Rente?«

»Doch, schon. Aber die nehmen wir nicht für den Haushalt. Die Rente behält sie als Taschengeld. Etwas

Nachts nicht schlafen vor Schmerzen

muß der Mensch doch auch für sich haben. Und sie hat wenig genug im Leben gehabt.«

In der Schnelligkeit bei der Arbeit kommt niemand mit Karla mit. Doch ihr Tempo kostet Nerven. Das bügelt sie, wie sie sagt, mit Kaffee wieder aus. Kaffee trinkt sie kannenweise. Und rauchen tut sie wie ein Schlot.

Als Ellinor in die Schule kommt, schwellen Karlas Handgelenke an. Ihre Arme kann sie kaum bewegen. Der Rheumatest beim Arzt ist positiv. Vor Schmerzen kann sie nachts nicht schlafen.

»Das ist das Neueste«, beschwert sich Karla über ihre Symptome bei der Mutter.

»Nein, mein Kind«, sagt ihre Mutter. »So neu ist das nicht. Das hattest du schon vor ein paar Jahren. Nur nicht so schlimm. Damals solltest du eine Kur machen. Hast es aber nicht getan.«

Karla schüttelt den Kopf. »Sollte ich etwa meinen Akkord aufgeben?« fragt sie. »Wo kann ich meine Lohntüte noch so steuern wie beim Akkord?«

»Dann tu jetzt endlich etwas dagegen«, sagt die Mutter. »Dein Stöhnen vor Schmerzen höre ich nachts durch drei Wände.«

»Was kann man gegen Rheuma tun?« fragt Karla ihren Arzt.

»Vor allem müssen Sie die Durchblutung in den angegriffenen Körperpartien fördern«, sagt der Doktor. »Dazu verhilft Ihnen Ozon. Ergänzend können Sie heiße Heublumenwickel machen. Oder in einer Kurbadeanstalt sich vom Bademeister in Fango oder Moor packen lassen.

Nach dieser Vorbereitung gehen Sie mit einer Beschäftigungstherapeutin an isometrische Spannungsübungen. Die Bewegungstherapie soll die Funktion Ihrer Muskeln erhalten und verbessern. Jeden Tag üben Sie drei- bis fünfmal ein Trainingsprogramm durch, das die Beschäftigungstherapeutin für Sie zusammenstellt.

Zugleich ändern Sie Ihre Lebensgewohnheiten, falls Sie nicht wollen, daß Ihre Krankheit sich weiter verschlimmert. Das Rauchen müssen Sie aufgeben, denn bei einer Polyarthritis sind die Lungen besonders gefährdet.

Rheumabehandlung heißt: sein Leben ändern

Nehmen Sie weniger Nahrungsmittel zu sich, die Harnsäure fördern. Das sind Fleisch, Wurstwaren, Fisch, Hülsenfrüchte, Spargel, Spinat, Kohl, Fleischbrühe. Ziehen Sie dagegen Milchprodukte vor. Streng zurückhalten sollten Sie sich bei Zucker und allem, was aus Zucker hergestellt ist.

Von Ihrem Übergewicht müssen Sie herunter. Jedes Kilo zuviel verschlimmert Ihre Krankheit.«

Bei den Medikamenten hat ihr Arzt die Wahl unter vierhundert pharmazeutischen Antirheumatica-Spezialpräparaten. Im Vordergrund stehen drei Medikamentengruppen: Salicylsäure, Kortison, das Nebennierenrinden-Hormon, und Indometacin. Jede Gruppe hat nach Ansicht von Ärzten etwas für sich und etwas gegen sich. Manche Ärzte sind gegen Salicylsäure. Sie sagen, daß die Säure den bei Rheumakranken ohnehin erhöhten Harnsäurespiegel noch weiter erhöht. Kortison kann bei Empfindlichen zu Knochenveränderungen, Leberschäden und zur Schädigung der wichtigen Hirnanhangdrüse, der Hypophyse, führen. Auch Indometacin wird von vielen Patienten nur vorübergehend vertragen.

Der Naturheilarzt verordnet pflanzliche Präparate. Zur besseren Harnsäureausschwemmung läßt er Nierentee trinken. Der Heilungsprozeß wird unter wiederholten Schüben des Rheumatismus verlaufen.

Karla entscheidet sich für die Ozontherapie, zu der sie dreimal täglich Tropfen eines pflanzlichen Heilmittels vor dem Essen einnimmt. Sie erhält eine Mischung von Ozon und Sauerstoff als Injektion in die Vene und Ozon mit Eigenblut gemischt in die Gesäßmuskulatur. Nach einer Woche beginnen ihre Schmerzen zu schwinden. Dann gibt es eine kurze Periode der Schmerzverschlimmerung, in der der Heilungsprozeß einsetzt.

Nach einer Serie von zwölf Ozonspritzen kann Karla wieder ohne Schmerzen ihrer Arbeit nachgehen.

Die Krankheit ist aber noch nicht besiegt, denn der Erreger des Rheumatismus ist bis heute nicht bekannt. Karla muß also diese Ozonkuren regelmäßig wiederholen und dauernd die unschädlichen pflanzlichen Heilmittel einnehmen. So kann sie wenigstens schmerzfrei bleiben und die gefürchteten Gelenkdeformierungen vermeiden.

Wie Sie
mit Ozon behandelt werden

Es gibt 5 verschiedene Hauptarten der Ozon-Anwendung:
1. Die Begasung von außen über die Haut
2. Die Einspritzung unter die Haut oder in den Muskel
3. Die Einspritzung in die Vene
4. Die Einspritzung in die Arterie
5. Die Einblasung in den Dickdarm
6. Ozon in der Zahnheilkunde

Die Begasung der Haut kann wegen der Unverträglichkeit des Ozons für die Lunge nicht ohne Schutz erfolgen. Sie wird deshalb innerhalb dichter Plastikbeutel, die über den zu behandelnden Körperteil gezogen werden, durchgeführt.

1. Ihre Haut wird begast

- wenn Sie an einer infizierten Hauterkrankung leiden,
- wenn Sie an Hautpilz erkrankt sind,
- bei Unterschenkelgeschwüren,
- wenn nässende Ekzeme nicht vergehen wollen,
- wenn Wunden sich nicht schließen wollen.

2. Ozon wird unter Ihre Haut oder in Ihren Gesäßmuskel injiziert

- wenn die Durchblutung Ihrer Gliedmaßen mangelhaft oder gestört ist,
- bei Wunden, die nicht heilen wollen,
- wenn sich Furunkel bilden und wenn Sie an Furunkulose leiden,
- bei unzureichender Funktionsleistung Ihres Herzens,
- wenn der Kreislauf in der Gesamtheit Ihrer Blutgefäße mangelhaft ist,
- wenn der Sauerstoffbedarf Ihres Herzmuskels nicht genügend gedeckt wird: Koronarinsuffizienz,
- wenn sich Geschwüre in Ihrem Magen oder in Ihrem Zwölffingerdarm gebildet haben,

- wenn Sie an Anfällen von Atemnot leiden, bei denen sich unter Schleimabsonderung Ihre kleinsten Lungenäste krampfhaftzusammenziehen: Asthma bronchiale.

3. In eine Ihrer Venen wird Ozon geleitet

- wenn Ihr Fettstoffwechsel gestört ist, wobei Schilddrüse, Leber, Gallenwege, Bauchspeicheldrüse oder Nieren erkrankt sein können und vermehrt Fett im Blut auftritt. Das kann z. B. bei Zuckerkrankheit oder bei einer zu rigoros durchgeführten Entfettungskur der Fall sein,
- bei krankhafter Veränderung Ihrer Arterien, die mit Verhärtung der Wandungen, Elastizitätsverlust, Anflutung von fett-(cholesterin-)haltigen Eiweißkörpern und damit Verengung verbunden ist: Arteriosklerose, die an den Herzkranzgefäßen, den Gehirnarterien, Nierenarterien und den Arterien der Gliedmaßen bevorzugt auftritt,
- bei degenerativer Erkrankung der Leber mit Funktionsstörungen,
- wenn Ihre Niere fehlerhaft arbeitet,
- wenn Ihr Herzmuskel geschwächt ist,
- wenn Sie auf einen Herzinfarkt gefaßt sein müssen,
- wenn Sie einen Herzinfarkt überstanden haben,
- wenn Ihre Regelblutung schmerzhaft ist,
- wenn Sie über vegetative Labilität zu klagen haben: Ihr vegetatives Nervensystem zu heftig oder unausgeglichen reagiert und Funktionsstörungen in verschiedenen Organen (z. B. dem Kreislauf) auslöst und Sie an Herzklopfen, Schlaflosigkeit, Schwindelgefühl, innerer Unruhe, Abgeschlagenheit, Kopfschmerzen, Magendrücken, feuchtkalten Füßen und Händen leiden.

4. Ozon wird in eine Arterie gegeben

- wenn die innere Wandschicht der Arterien Ihrer Beine entzündet ist und nach länger bestehenden schweren Durchblutungsstörungen Gewebe verödet,
- bei Unterschenkelgeschwüren, die zu 85 Prozent, also überwiegend nach chronischen Stauungen in den Venen, jedoch auch zu 15 Prozent nach Stauung der arteriellen Durchblutung auftreten. Verschwistert sind damit: erhöhte Schmerzhaftigkeit beim Liegen in der Nacht, Puls auf dem Fußrücken nicht mehr spürbar, zeit-

weiliges Hinken beim Gehen, wenn die Wadenmuskulatur vermehrte Arbeit zu leisten hat,
- wenn sich auf abgestorbenen Geweben Fäulnisbakterien niederlassen und sich ein fressendes Geschwür (= Gangrän) zu bilden droht oder bereits gebildet hat.

5. Ozon als Darmeinlauf

- wenn Sauerstoff fehlt,
- bei Blutarmut wenn andere Behandlungen nicht anschlagen wollen,
- bei Entzündung des Dickdarms, wenn sich Geschwüre in der Darmwand bilden,
- wenn Sie an einer funktionellen Störung der Schleimhaut Ihres Dickdarms erkrankt sind, bei der Sie glasigen Schleim der Darmwand unter heftigen kolikartigen Schmerzen entleeren,
- wenn Sie an Verstopfung infolge einer Verkrampfung des Afterschließmuskels leiden,
- bei krampfhaftem Verschluß des Magenausgangs, wenn er Ausdruck psychischer Schwierigkeiten ist.

Nach einer Übersicht der Anwendung der Ozontherapie in bestimmten Krankheitsfällen von Dr. med. H. Wolff, Frankfurt/M., der wir uns hier angeschlossen haben, sind noch Injektionen angezeigt in Fisteln, Abszesshöhlen, Wundtaschen, ferner auch Insufflationen, also Einblasen von Ozon in Scheide, Harnleiter und Blase bei Infektionen dieser Organe.

6. Ozon in der Zahnheilkunde

Vor über vierzig Jahren führte der Züricher Zahnarzt Dr. Fisch Ozon in die Zahnheilkunde ein. Er berichtete über gute Erfolge bei Paradentose und bei Geschwülsten an der Zahnwurzelspitze.

Heute werden überragend gute Erfolge bei der Verwendung von Ozon (teilweise in Form von Ozonspray) in der Zahnheilkunde erreicht.

Man setzt es ein:
- bei Entzündungen des Zahnmarks,
- bei Entzündungen des Zahnfleischsaumes,
- wenn sich eitrige Zahnfleischtaschen bilden,
- bei der Füllungstherapie und bei Prothesen.

FALL 3

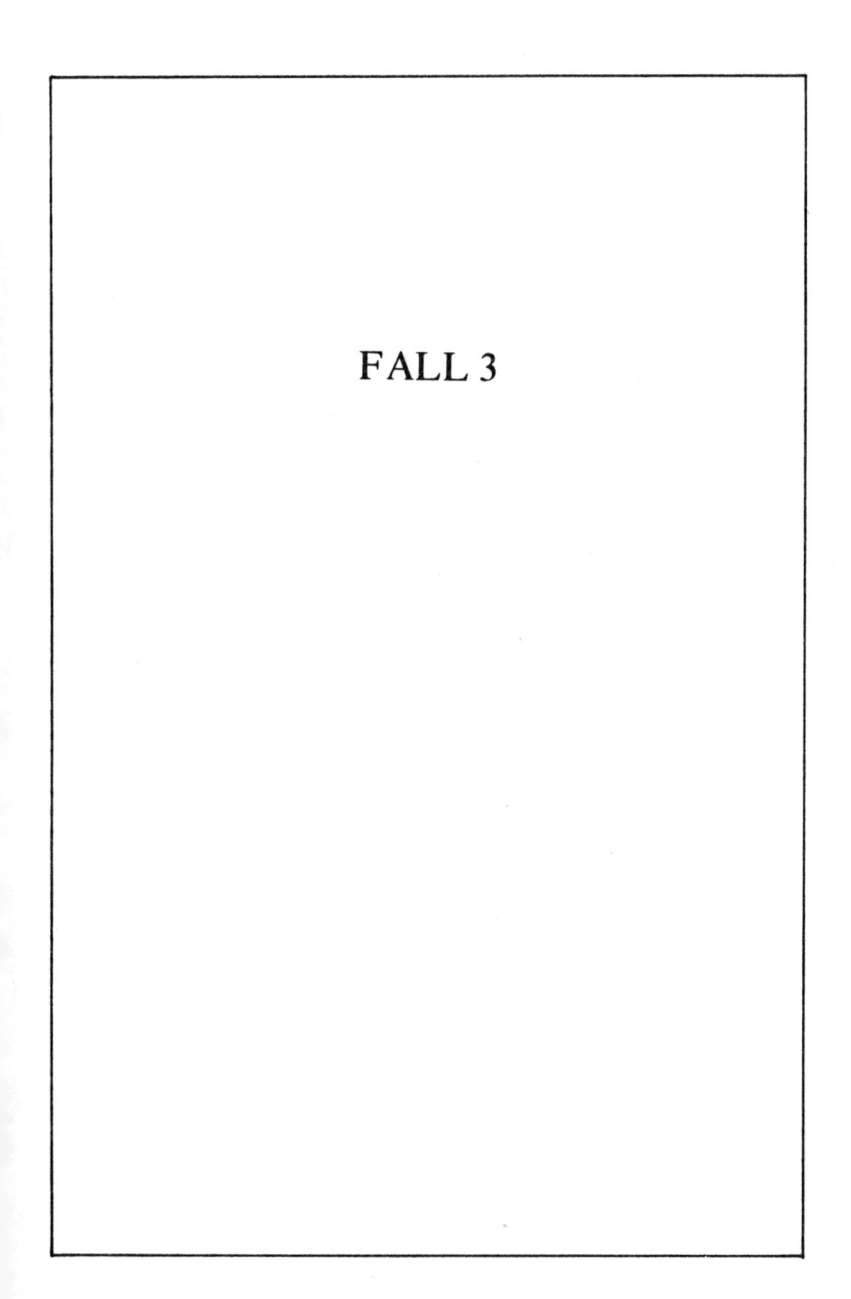

Venenknoten
und Geschwüre

»Sie stehen zuviel!« Joachim Karl mag es nicht mehr hören. Er ist Handwerker, genauer gesagt Drechsler, und sechsundvierzig. Nächsten Monat feiert er seine silberne Hochzeit mit Gusti.
Und sein goldenes Jubiläum als Patient. In den fünfundzwanzig Jahren, die er verheiratet ist und in denen er von früh bis in die Nacht an seinen Maschinen steht, haben ihm seine Venen schwer zu schaffen gemacht. Über fünfzigmal und mehr ist er ihretwegen schon bei Ärzten gewesen. Und dieser Venen wegen hört er von jedem Arzt, den er konsultiert hat:
»Sie stehen zuviel! Das dürfen Sie nicht, besonders nicht auf Steinboden und bei warmer Temperatur. Sie müssen Ihre Beine am Tag öfter hochlagern, täglich spazierengehen, möglichst regelmäßig schwimmen und Ihr Übergewicht herunterbringen.« **Bei schlechten Venen: weniger stehen, viel schwimmen, abnehmen**

»Ich kann langes, ruhiges Stehen auf Steinboden leider nicht vermeiden«, erklärte Joachim immer wieder. »Ich muß an meiner Maschine so still stehen wie ein Fischreiher, der eine Ellritze fangen will. Nur bei absolut ruhigem Stehen gelingt mir eine gleichmäßige Arbeit.«
Die Ärzte verschrieben ihm Medikamente, die seine Venen kräftigen sollten. Am Anfang trug er Stützstrümpfe, später ließ er sich Gummistrümpfe anpas-

sen. Ein Orthopädieschuhmachermeister machte ihm Einlagen in seine Schuhe. Als sich die Venenstämme an den Unterschenkeln immer praller füllten und sich mit dicken Knoten blau durch die Haut preßten, schlug ihm ein Arzt vor, die Krampfadern zu veröden. Joachim war einverstanden.

Eine Krampfader wird punktiert Der Doktor punktierte mit kurzgeschliffener Anderthalb-Millimeter-Kanüle eine Krampfader. Das Blut floß in eine darunter gehaltene Nierenschale. Dann injizierte der Arzt aus einer Spritze zuerst Luft, die das Blut aus der Krampfader trieb, und hinterher ein Verödungsmittel.

Joachim vertrug die erste Injektion gut. Eine Woche später mußte er wieder hin. Er berichtet:

»Diesmal wurden gleich ein paar Krampfadern an verschiedenen Stellen verödet. Darauf bekam ich eine Blutstauung, die scheußlich aussah. Ich dachte: So was darf nicht passieren! Und ich ging nicht mehr zu dem Doktor.«

Der Schmerz wäre vergangen

Natürlich war das verkehrt. Der Arzt hätte mit einem schmalen Skalpell einen Einschnitt in den Bluterguß gemacht und das Blut ausgedrückt. Das hätte zwar ein bißchen weh getan, doch der Schmerz wäre unmittelbar darauf vergangen. Nach fünf Tagen Kompressionsverband wäre nichts mehr zu sehen gewesen.

»Nach einiger Zeit«, so berichtet Joachim weiter, »bekam ich an den Unterschenkeln Geschwüre. Gusti, meine Frau, machte Salbe darauf. Doch sie wollten nicht weggehen. ›Siehst du‹, sagte sie zu mir, ›das kommt nun davon, daß du die Krampfadern nicht hast veröden lassen. Unterschenkelgeschwüre sind die Folgen von Krampfadern!‹«

So weitverbreitet diese Ansicht unter allen Krampfaderbefallenen ist, so falsch ist sie auch. Die Geschwüre entstehen genau wie die dicken Venenknoten, weil das Blut mit dem Müll aus den Zellen nicht mehr richtig zurückfließen kann.

Beim Stehen wuchtet die ganze schwere Blutsäule gegen die Wände der zarten Röhren der Venen. Die Pumpen schaffen den Druck nicht mehr, um Fuß und Wade zu entleeren. Und von oben, vom Herzen, kommt immer neues Blut durch die Arterien nach.

Die Salbenkompressen, um die Joachims Frau feste Verbände wickelte, halfen nicht. Joachim ging zum Apotheker und der riet ihm:

»Ich würde es mal mit Ozon versuchen«.

Im Gasbad erholten sich die Beine

»Die Ozontherapie, bei der es verschiedene Anwendungen gibt, ist nach Professor Schweitzer von der Universität Düsseldorf die bisher wirksamste Therapie für Durchblutungsstörungen. In Sofia werden mit Ozon von hundert Gefäßkranken achtundneunzig wiederhergestellt!«

»Donnerwetter!« meinte Joachim und ließ sich einen Heilpraktiker nennen, der mit Ozon praktiziert.

Beine baden in Ozon

»Der Heilpraktiker nahm zwei Kunststoffbeutel und steckte meine nackten Beine rein«, erzählt Joachim. »Die Beutel wurden unterhalb der Knie luftdicht abgeschlossen. Dann ließ er von einem Apparat die Luft aus den Beuteln absaugen und, nachdem sie leer waren, ein Gemisch von Ozon und Sauerstoff in die Beutel strömen.

Da saß ich nun mit den Beinen im Ozon. Zwanzig Minuten lang. Gemerkt habe ich nichts. Schließlich saugte ein Kompressor das Ozongas wieder aus den Beuteln. Ich bekam dann noch Injektionen von Ozon. Das tat nicht weh.

Jede Woche mußte ich zweimal zum Heilpraktiker, nachher noch einmal. Man konnte förmlich sehen, wie die Geschwüre zuheilten und weggingen. Jetzt sind sie glatt verheilt. Fünfzehn Begasungen und Injektionen habe ich bekommen. Ich kann heute ohne Beschwerden und Schmerzen an der Maschine stehen. Nur Stützstrümpfe muß ich noch anziehen, um die schwachen Venen nicht zu sehr zu strapazieren. Und viel schwimmen gehen.

Ich hätte nicht gedacht, daß es noch etwas gibt, was meinen Beinen guttun würde. Ozon tut es.«

Fast tausend Ärzte und ausgebildete Heilpraktiker wenden die Ozontherapie mit Injektionen oder in Form von Begasungen an.

FALL 4

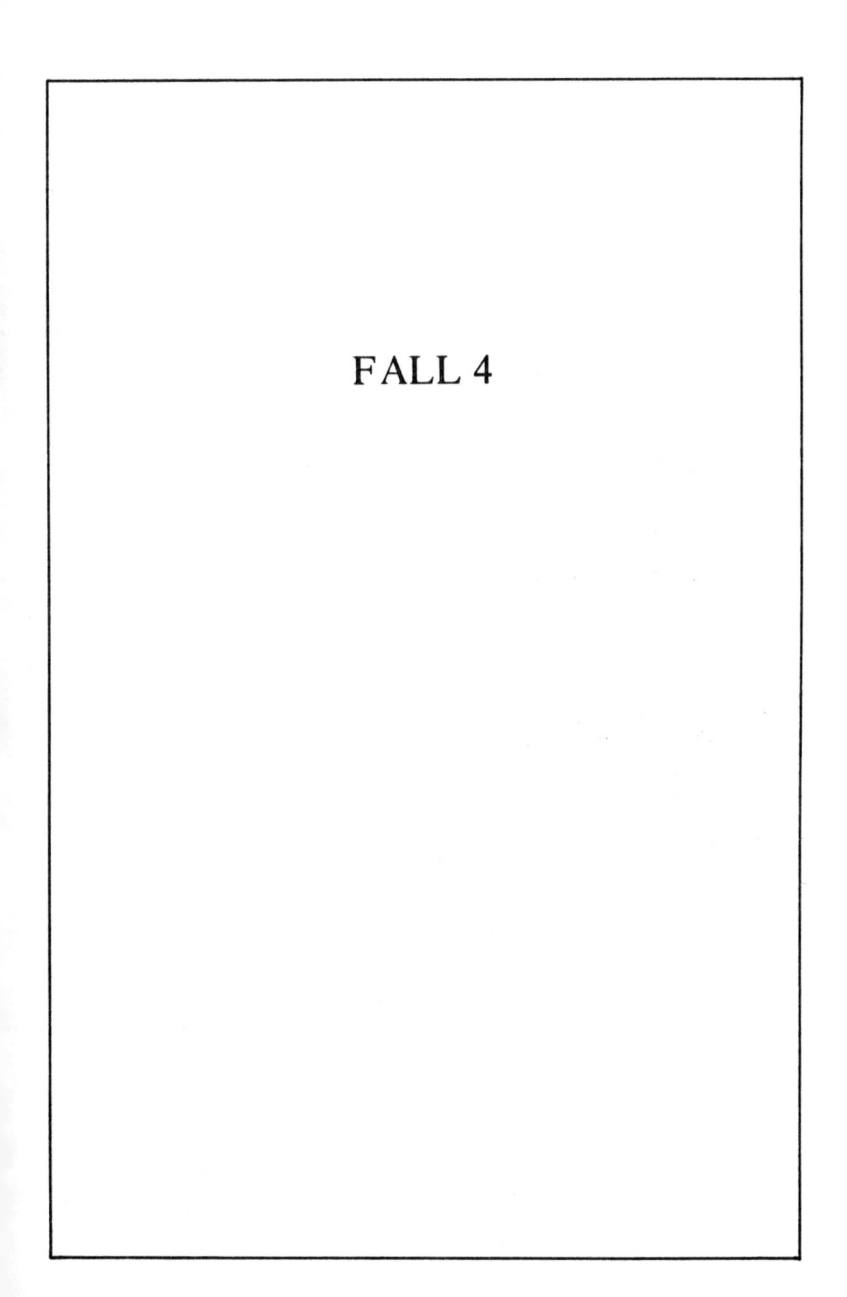

Fernlastfahrer
leben gefährlich

Alfred S. fährt seit dreißig Jahren Schwerlaster durch die Bundesrepublik. »Ich kenne die Autobahnen fast besser als zu Haus mein Schlafzimmer«, sagt er. »Mein Leben ist ruhelos, und das Tempo, das ich manchmal vorlege, mörderisch. Immer wenn ich mit meinem Zug bestimmte Termine einhalten soll, muß ich auf die Tube drücken.«

Alfred S, ist 48. »Manchmal glaube ich, daß ich schon ein uralter Mann bin«, sinniert er. »Der Streß ist für unsereinen das, was die Reifen für den Asphalt sind. Beim Bremsen beißen sie sich tief rein, und beim Anfahren reißen sie die Haut auf. Straßenbelag kann man erneuern, aber Menschen...?«

Jeder Sitzberuf macht krank, wenn nicht für Bewegungsausgleich gesorgt wird

Als er das sagte, wußte Alfred S. noch nichts von Ozon.

»Ozon«, meinte er, »ist ein Geschenk für Leute, die nicht tagelang hinter Schwerölmotoren zu hocken brauchen und sich mit dem Gestank von Treibstoff die Nase füllen müssen. Etwas für Spaziergänger und Kurgäste. Das möchte ich auch mal: nur so im Park rumlaufen dürfen und die Hände nicht klebrig am Steuer und nicht immer am Drücker, daß ja nichts passiert.«

Es passierte eher, als Alfred S. dachte. Nicht an seinem Lastzug, bewahre! Nein, ihm passierte es. Er drehte einfach durch. Die letzten dreitausend Kilometer waren zuviel gewesen. Zu schnell, zu viel Verantwortung, zu viel Verkehr. Sein Herz dröhnte wie eine Sechszylindermaschine bei zwölf Prozent Steigung. Der kalte Schweiß trat ihm auf die Stirn, und er verdrehte die Augen.

Elly, seine Frau, rief den Doktor an. Er kam und untersuchte Alfred.

Höchste Zeit für eine Generalüberholung

»Was er am nötigsten braucht, ist Erholung«, sagte der Doktor. »Er ist zusammengeklappt. Schwerer Erschöpfungszustand.«

Zu gut essen kann Gift sein »Und was machen wir da?« fragte Elly erschrocken. »Er kriegt doch immer das beste Essen bei mir. Schweinebraten und Hackepeter und Pudding, den er so gern ißt...«

»Das wäre genau das richtige für Alfred, wenn er den ganzen Tag Bäume mit der Axt fällen würde. Doch er sitzt still hinter seinem Steuer, stundenlang. Da sind Berge von Fett, Eiweiß und Zucker Gift für ihn. Kein Wunder, daß sein Motor streikt. Seine Entgiftungsanlage wird seit Jahren überfordert. Sie ist zusammengebrochen. Höchste Zeit, daß Alfred gründlich überholt wird. Sonst bleibt er Ihnen eines schönen Tages noch mit einem Dauerschaden an irgendeinem Rastplatz liegen.«

Der Arzt weiß auch gleich Rat. »Wir werden Alfred mit einer Ozonkur wieder aufbauen. Doch einen bleibenden Erfolg erreichen wir nur, wenn er sich in Zukunft vernünftig ernährt. Und während der Kur keine Zigarette und keinen Tropfen Alkohol! Sonst kann sich sein Mikrokreislauf nicht erholen!«

Als erstes bekommt Alfred einen Reinigungseinlauf, der seinen Darm säubert. »Um größere Mengen Ozon in Ihren Blutkreislauf zu bringen, werden wir einen Großraumtransportweg wählen«, sagt der Doktor.

»Wir haben mehrere Möglichkeiten, um Ihr Blut mit Ozon zu befrachten. Mit der Injektionsspritze können wir uns eine Vene oder eine Ader suchen, die wir anstechen und in die wir das Ozongas einperlen lassen. Dort wird es von den Blutkörperchen übernommen und zu all den Verteilungsstellen transportiert, die es am dringendsten benötigen.

Nun führt jedoch die Natur Ihrem Körper auch ständig Stoffe zu. Sie benutzt dazu zwei Straßen: entweder die Straße über Ihre Lungen, auf der die Natur Ihnen den Sauerstoff aus der Luft zukommen läßt, oder die Straße über den Darm, über die Sie alle anderen lebensnotwendigen Rohstoffe erhalten.«

Ozon in den Darm tut nicht weh

»Also Ozon einatmen?« fragt Alfred.

»Falsch«, antwortet der Doktor, »die Atemstraße können wir nicht benutzen. Der Gasaustausch in Ihren Lungenbläschen ist lediglich für Normalluft programmiert. Ihre Lungen könnten eine Ozon-Sauerstoff-Konzentration nicht verkraften. Wir wählen deshalb den Darm. Ihr Darm ist ein gewaltiger Umschlaghafen mit langen Reihen von Verladekais. Hier werden alle Güter aus dem Darminhalt sortiert von den wartenden Tranportzügen der roten Blutkörperchen übernommen.«

»Ist das unangenehm«, fragt Alfred, »wenn das Ozongas in den Darm kommt?«

»Nein«, sagt der Doktor, »wir beginnen mit einer geringen Anfangsdosis von zweihundert Kubikzentimeter.«

Die Übertragung dauert nur wenige Sekunden

Durch einen anderthalb Meter langen Kunststoffschlauch strömt das Ozon-Sauerstoff-Gemisch aus dem Ozongerät schonend in den Darm. Im Bauch spürt Alfred ein leichtes Spannen.

Jeden zweiten Tag erhält er so große Mengen von aktivem Sauerstoff und Ozon in seinen Blutkreislauf.

Es ist, als atme sein ganzer Organismus auf. Zu lange haben seine nach Billionen zählenden Zellen unter chronischer Sauerstoffnot gelitten. Die tägliche Bewegungslosigkeit hat seine Blutkanäle verkümmern lassen.

Parallel zu der Ozontherapie, unter der Alfreds Körper sichtlich zu sich kommt und neue Kräfte gewinnt, verschreibt ihm der Arzt einen täglichen Magenfahrplan mit Frischkost nach Dr. Schnitzer.
Morgens ein Brei aus frisch gemahlenem Weizenschrot mit Bioghurt, Zitronensaft und Obst, mittags grüne Blatt- und Gemüsesalate, frisches Obst und Milchprodukte, abends Bauernbrot aus vollem Korn und verschiedenem Aufstrich. Alfred wird in Zukunft alles meiden, was aus Industriezucker und Auszugsmehlen hergestellt ist.

Mit dieser nicht belastenden und vollwertigen Kost wird die Ozonkur ein voller Erfolg, mit der für Alfred S. ein neuer und positiver Lebensabschnitt beginnt.

FALL 5

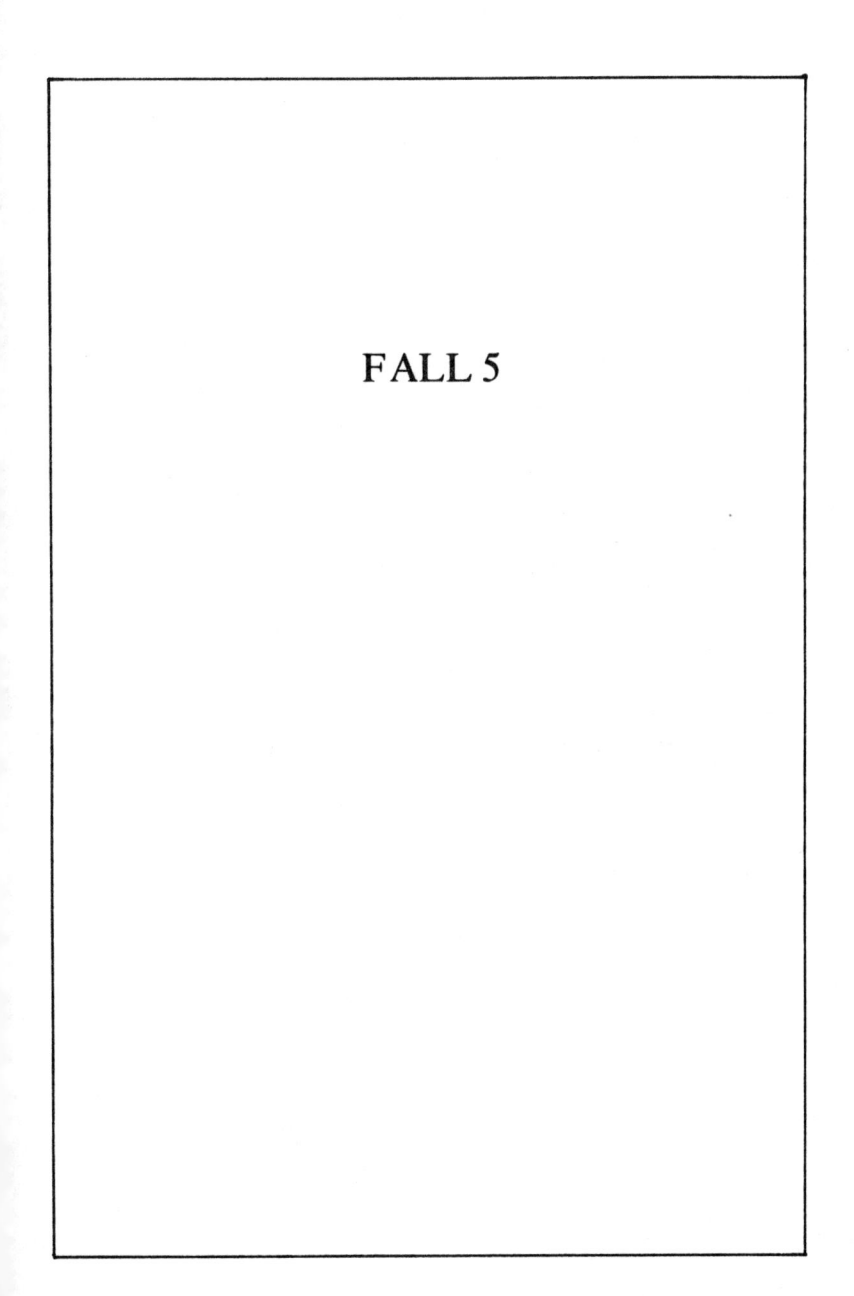

Wenn Schmerz
den Schlaf vertreibt

Immer wenn es Abend wird, spürt Hermine F. ihre Beine nicht mehr. Sie fällt auf den erstbesten Stuhl, beugt sich nach unten und sieht, wie die Partie um die Knöchel ihrer Beine angeschwollen ist.

Hermine ist neunundzwanzig und Verkäuferin. Sie steht und läuft und läuft und steht den ganzen Tag. Zuerst hat sie die Schwellungen für berufsbedingt gehalten und sich damit abgefunden.

Schwellungen an den Knöcheln — Alarmzeichen des Kreislaufs

Doch mit jedem Abend schwellen die Knöchel mehr an. Am linken Bein ist es nun schon so schlimm, daß das Fleisch über den Knöchel herabhängt. Anfassen darf sie es nicht. Es tut so weh, daß sie aufschreien könnte, wenn sie nur den Strumpf auszieht.

Nachts kann sie nicht mehr schlafen. Das wühlt und tobt in ihren Beinen, als bohrten winzige Wesen mit glühenden Preßluftbohrern Gänge nach allen Richtungen durch ihr Fleisch.

Schläft sie gegen Morgen ein, ist ihr Schlaf bleiern. Wenn sie erwacht, fühlt sie sich wie gerädert. Das Aufstehen fällt schwer. Die Beine protestieren unter Schmerzen.

Früher strahlte Hermine, wenn Paul am Frühstückstisch erschien. Jetzt dreht sie sich nicht einmal mehr um. Und sie merkt es nicht, daß Paul deshalb etwas fehlt.

»Geh doch mal zum Arzt«, sagt er.

Hermine denkt: Dann falle ich im Geschäft aus. Das geht nicht.

»Ein Gesicht machen Sie heute«, empfängt sie der Chef. »Wollen Sie unsere Kunden auffressen?«

Bei Dauerschmerz sofort zum Arzt

Hermine blickt erschrocken in den Spiegel. Die doppelte Anstrengung des Berufs und ihres Beinleidens hat tiefe Falten in ihr Gesicht gegraben. Sie hat es bisher nicht bemerkt.

»Wenn Sie sich nicht wohl fühlen, sollten Sie mal zum Arzt gehen«, sagt der Chef. Er scheint unzufrieden zu sein.

Und das alles nur, weil Hermine zuließ, daß die Durchblutung in ihren Beinen gestört wurde. Wäre der Durchfluß des Leitungswassers in ihrer Küche, in Klo und Bad gestört gewesen, hätte sie sofort für Abhilfe gesorgt. Doch da es nur ihr eigener Körper war, ging sie zu »wichtigeren Dingen« über.

Hermine geht endlich doch zum Arzt. Der Doktor untersucht sie. Hermines Gehfunktion ist erheblich beeinträchtigt. Die oberflächlichen Venen ihrer Beine sind prall gefüllt. Die Haut ist bläulich verfärbt. Die Fußsohlen schmerzen, zwischen den Zehen wuchert Fußpilz. Das Gewebe ist am Absterben, und schon droht der Brand.

Arztanweisungen nicht befolgen kann lebensgefährlich sein

Sie bekommt Medikamente. Der Doktor verschreibt Diät. Eine Woche hält sich Hermine streng an seine Verordnungen. Dann kommt dies und das dazwischen. Die Medikamente bleiben im Küchenschrank, die Diät verschwindet vom Magenfahrplan.

Nach vier Wochen heißt es: »Der Doktor hat mir nicht geholfen!« Hermine geht zu einem anderen. Sie bekommt Salben, neue Medikamente, andere Diätvorschriften. Acht Tage ist Hermine begeistert. Es geht ihr besser. Doch je besser sie sich fühlt, um so weniger denkt sie an die Medikamente.

Bald macht die Verschlechterung ihres Zustandes wieder bedenkliche Fortschritte. Jetzt ist nicht nur ihre Gesundheit bedroht, sondern ihre ganze Existenz.

Ihre Ehe droht zu scheitern, der Chef denkt an Kündigung. Und eines Tages hört Hermine von einem Chirurgen, daß ihre Füße abgenommen werden müssen.

Sie ist verzweifelt. Buchstäblich in letzter Minute empfehlen ihr Freunde eine Ozontherapeutin. Hermine F. bekommt kurzfristig einen Termin. Und sie schöpft wieder Hoffnung, als sie erfährt, daß die Ozontherapie bei Durchblutungsstörungen fast immer Erfolg garantiert.

Einen Tag länger gewartet, hätte das Ende bedeutet

Grundelement von Leben und Gesundheit sind unsere Körperzellen. Bekommen sie zuwenig Sauerstoff, können sie auch nicht mehr präzis arbeiten. Es kommt zu Stauungen, Verengungen. Die Durchblutung ist gestört. Das gesamte Befinden verschlechtert sich. Und schließlich wird auch das Herz in Mitleidenschaft gezogen. Sauerstoff ist für alle Vorgänge im Organismus unentbehrlich. Ein Mangel an Sauerstoff kann durch eine Ozonbehandlung aber wieder ausgeglichen werden. Die Zellen bekommen dabei ihre lebenswichtige Nahrung, sie regenerieren. Abfallstoffe werden schneller und vollständiger verbrannt, und der ganze Blutkreislauf wird aktiviert.

»Ich bekam zwanzig Kubikzentimeter Ozon in die Schlagader meines Oberschenkels«, berichtet Hermine F. »Ich spürte, wie etwas perlend in meinem Bein hinunterlief — durch den Oberschenkel, die Wade entlang bis zu den Zehen. Mein ganzes Bein wurde angenehm warm. Als ich wieder aufstehen durfte, verspürte ich überhaupt keine Schmerzen.«

Hermine bekommt zwanzig Behandlungen. Zuerst wird sie zweimal in der Woche, später nur noch einmal in die Praxis bestellt.

»Meine Knöchel waren nicht mehr geschwollen«, berichtet sie. »Ich konnte wieder laufen, radfahren und ich ging wieder mit meinem Mann tanzen. Nachts kann ich jetzt durchschlafen. Ich habe Freude am Leben und verstehe mich wieder mit meinem Mann.«

Wie Sie Venenstauungen auflösen

Wenn Sie bei Ihrer Geburt ein weiches Bindegewebe mit nur geringem Spannungsvermögen der Bluttransportwege mit auf die Welt bekommen haben, wenn Sie dazu bewegungsarm leben und für die Entleerung Ihrer Venen nicht ebenso pünktlich und regelmäßig sorgen wie für die Entleerung Ihres Mülleimers, können Sie schon in der Pupertät eine Neigung zu venösen Stauungen in den Beinen entwickeln.

Schon die Schule zwingt Sie zum Sitzen. Entschließen Sie sich dann auch noch zu einem Sitzberuf, so tun Sie etwas, was im Konstruktionsböro der Schöpfung vor einigen Millionen Jahren nicht vorgesehen wurde. Sie sind zum Laufen und zur Nahrungssuche beim Umherstreifen ausgebildet. So, wie es Ihre Ureltern jahrhunderttausendelang taten. Als Frau sind Sie zur Sammlerin der freien Natur, als Mann zum Jäger vorgebildet. Nicht zum Sitzhokker.

Die Muskulatur Ihrer Beine hat deshalb nicht nur die Aufgabe, Sie zu tragen, sondern auch Ihre Venen auszumelken. Da Sie vom Kindergarten an ebenso zum chronischen Stillsitzen wie zum Stillhalten erzogen werden, können Sie oft schon mit fünfzehn abends auf der Bettkante feststellen, daß Ihre Knöchelgegend leicht angeschwollen ist. Der körperentfernte Teil Ihrer Beine wird nicht genügend entwässert und zu nachlässig entblutet. Es entstehen Giftherde und Müllhalden in Ihren Geweben.

Sie sollten zum Tanzen gehen. Sie sollten unter der Woche schwimmen und am Wochenende wandern und bergsteigen. Haben Sie keine Lust oder keine Zeit dazu, weil Sie vielleicht zur Versetzung oder zu einer Prüfung büffeln müssen, wird sich allmählich in Ihren Unterschenkeln dicht oberhalb des Fußes eine Spannung ausbreiten, die sich nicht lösen will. Ihr Fuß wird Ihnen schwer vorkommen.

Mit diesen abendlichen Verquellungen können Sie Verlobung feiern und heiraten, ihren Beruf ausüben und sich Ihren Glauben erhalten, daß die Verhärtungen in der überbelasteten Beinmuskulatur nichts Besonderes zu bedeuten haben.

Solange keine unprogrammgemäße Mehrbelastung hinzukommt, kann der Zustand jahrelang bestehen bleiben. Sie werden davon in Ihrem Wohlbefinden nicht zu sehr beeinträchtigt.

Falls Sie eine Frau sind, bekommen Sie vielleicht ein Baby. Und wenn Sie ein Mann sind, haben Sie vielleicht einen Unfall. Oder

Sie bekommen eine Infektionskrankheit. Dann nimmt die Stauung auf den Straßen Ihres Blutes kritisch zu.

Hören Sie sonntags Ihren Rundfunksender III, schütteln Sie vielleicht den Kopf über die Zehn-Kilometer-Staus auf den Autobahnen. Wären Sie Verkehrspolizist in Ihrem eigenen Organismus, würden Sie vermutlich noch mehr den Kopf schütteln über die langen Staus, die Sie in Ihren Adern und Venen beobachten könnten.

Der schleppende Verkehr, die schlechte Transportlage, die mangelhafte Sauerstoffversorgung veranlassen bei wachsender Mehrbelastung (infolge eines Babys oder eines Unfalls) Ihre Verkehrsteilnehmer irgendwann zu einem Wutausbruch. Medizinisch gesprochen: die Stauung wird entzündlich. Wenn Sie nicht schnell eingreifen, gibt es eine chronische Venenentzündung und Unterschenkelgeschwüre.

Lassen Sie es nicht so weit kommen! Mit Ozoninjektionen läßt sich frische Luft in das Verkehrschaos bringen.

Sorgen Sie anschließend dafür, daß der Blutabfluß aus Ihren Venen von nun an auch zügig bleibt. Bevor Sie jedoch anfangen, Ihre Beine zu bewegen, muß ganz sicher sein, daß nicht die Spur einer Entzündung mehr in den Venenwänden, dem umgebenden Gewebe und der Muskulatur vorhanden ist.

- Lernen Sie gehen. Entwickeln Sie Ihren Schritt aus der Hüfte heraus. Benutzen Sie Ihre Gelenke achsengerecht.
- Lernen Sie atmen. Entwickeln Sie eine vertiefte Flanken- und Bauchatmung zur bisherigen Brustatmung.
- Lernen Sie Ihre Zehen bewegen.
- Schwimmen Sie, fahren Sie Rad. Bei Reisen sollten Sie sich immer wieder die Füße vertreten. Besonders bei Autoreisen!

Vielleicht brauchen Sie Gummistrümpfe, die den entstauten Zustand in Ihren Venen erhalten. Vielleicht brauchen Sie Einlagen in Ihren Schuhen, um Ihre Gelenke achsengerecht zu stellen und zu erhalten. Fragen Sie den Arzt.

Zum ständigen Fußtraining empfiehlt der Physiotherapeut Alexander Gärtig den Weiß-Roller. Diesen Fußroller können Sie sich unter den Schreibtisch stellen und während Sie rechnen, kassieren, schreiben oder Ihr Frühstück verzehren, regt der Fußroller die Blutzirkulation und die Sauerstoffzufuhr nach einer Ozonbehandlung wirkungsvoll an.

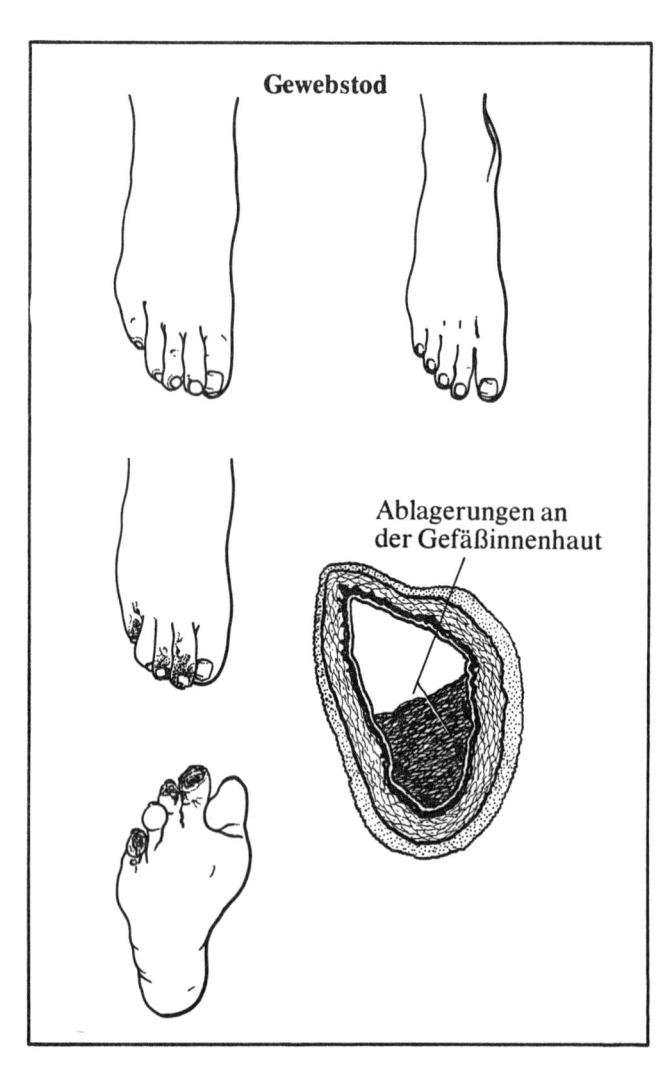

Fortschreitende Degeneration arterieller Blutgefäße infolge krankhafter Veränderung der Innenhaut der Arterien haben an den Zehen zu Gewebstod geführt.

Der Querschnitt zeigt die Weite der die Blutgefäße einengenden Ablagerungen an der Gefäßinnenhaut (Intima).

Unterscheiden sich die beiden Verfahren der Ozontheraphie in ihrer Wirkung?

Die Hämatogene Oxydationstherapie

Bei der Hämatogenen Oxydationstherapie nach Professor Wehrli, abgekürzt HOT, entnimmt der Arzt dem Patienten Blut und versetzt es mit einer gerinnungshemmenden Substanz. Das Blut bestrahlt er dann in einem UV-Kaltstrahler. Jene Strahlen, von denen bekannt ist, daß sie Eiweiß und damit das Blut schädigen, fehlen bei dieser Bestrahlung. Das bestrahlte Blut wird dem Patienten intravenös oder intramuskulär wieder einverleibt.

Der Patient wird angehalten, an den Tagen seiner Behandlung Tabak und Alkohol absolut zu meiden. Vor der Behandlung soll er Stuhlgang gehabt haben. Nach der Behandlung sind Bettruhe und Diät erforderlich.

Die Ozontherapie

Bei der Ozontherapie wird Ozon aus Sauerstoff durch stille Entladung in einem Gerät erzeugt. Aus dem Gerät wird das Ozon-Sauerstoff-Gemisch direkt entnommen. Gasmenge und Ozonkonzentration im Gemisch sind in einem Therapieplan festgelegt. Das Gemisch wird intramuskulär, intravenös, intraarteriell oder subcutan injiziert. Das Gemisch kann auch außerhalb des Körpers mit dem Patientenblut vermischt werden und dann injiziert werden. Das Ozon-Sauerstoff-Gemisch kann ferner in Darm, Vagina, Harnleiter und Blase insuffliert (= eingeblasen) werden. Man kann mit ihm auch äußerlich die Haut begasen.

Der Unterschied

Grundsätzliche Wirkungsunterschiede sind nach wissenschaftlichen Untersuchungen zwischen den beiden Varianten der Ozontherapie nicht zu erwarten. Wenn sie in der Praxis dennoch auftreten, könnten sie womöglich im unterschiedlichen Chemismus der Verfahren zu suchen sein.

FALL 6

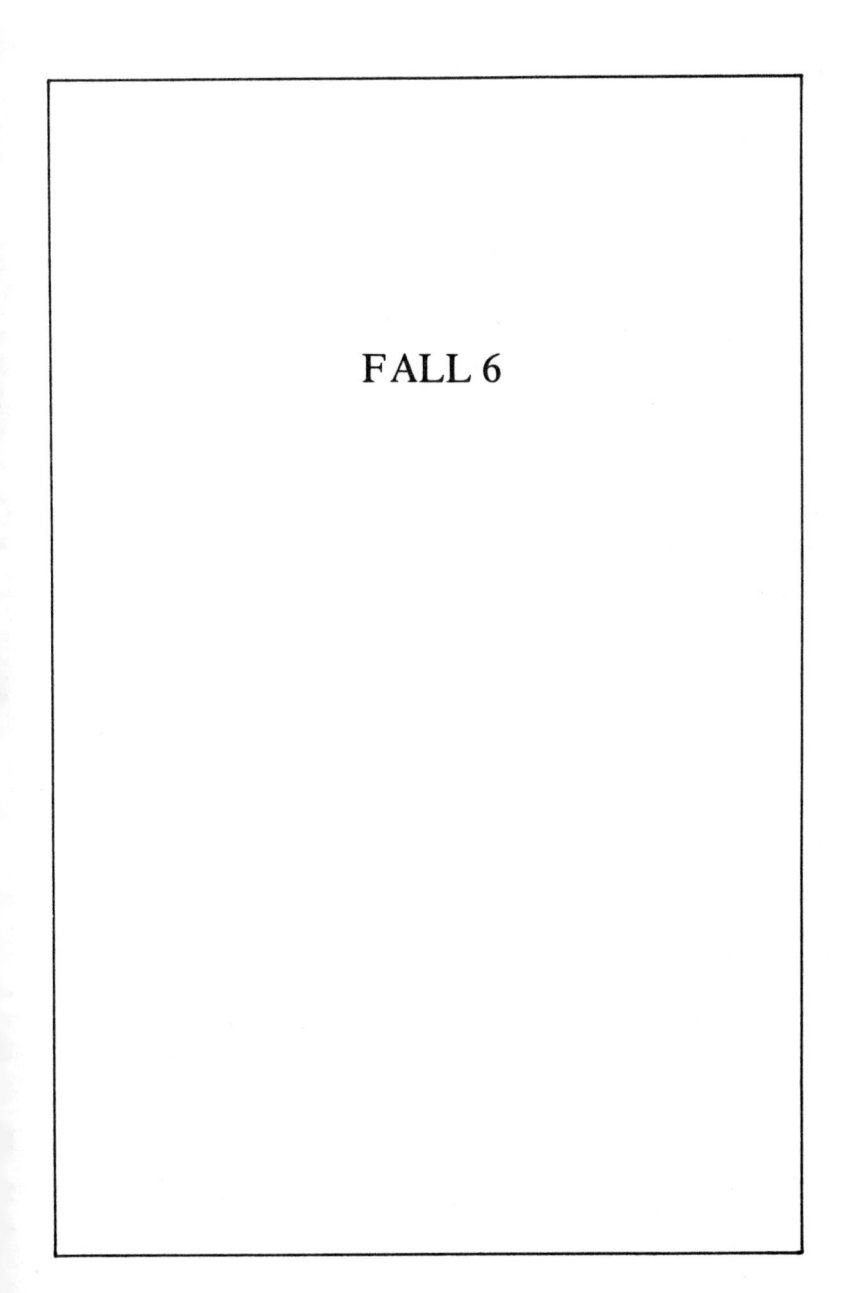

Auch die Leber
braucht Sauerstoff

Frau Ulrich klagt über mangelnden Appetit:
»Ich bin nie im Leben ernstlich krank gewesen. Aber jetzt fange ich an, mir Sorgen zu machen. Ich werde so schnell müde und vergesse soviel. Aber ich denke, das kommt nur daher, daß mir zur Zeit nichts richtig schmeckt. Und dagegen möchte ich etwas unternehmen.«

Wenn nichts mehr schmeckt, schmilzt die Lebensfreude

»Wie alt sind Sie, Frau Ulrich?« fragt die Heilpraktikerin.

»Sechsundsiebzig. Als ich geboren wurde, sprachen die Leute bei uns von nichts anderem als von dem kommenden, großen Jahrhundert, das doch das Jahrhundert des Kindes werden sollte. Und des Friedens. Der Kaiser nannte sich Friedenskaiser, und mein Vater ließ mich denn auch auf den Namen Friederike taufen.«

»Haben Sie schon als Kind gegen manche Speisen einen Widerwillen gehabt?«

»Natürlich! Gegen Kohlrüben zum Beispiel. Als ich siebzehn war, kamen nichts als Kohlrüben auf den Tisch. Mit Salz und Wasser gekocht. Das war im dritten Winter des Ersten Weltkrieges. Ich hatte Ödeme, die Beine rauf wie runter, eine Blase neben der anderen. Mutter stach sie auf, und überall floß Wasser raus. Dann bekam ich Anämie und Gelbsucht. Auf das Jahrhundert des Kindes konnten die Großen nicht sehr stolz sein.«

»Aber Sie sagten doch, Sie seien nie ernstlich krank gewesen...«

Chronische Fehlernährung schädigt die Leber

»Wir hatten damals keine Zeit, uns lange mit Kranksein aufzuhalten.«

»Hatten Sie Beschwerden mit Ihrer Verdauung?«

»Ach, nicht nur damit. Auch mit der Menstruation. Als junges Mädchen blieb sie über Jahre aus. Erst später kam sie wieder. Aber meist unregelmäßig.«

»Genau wie Ihr Stuhl?«

»Ja, ich mußte immer mit Pillen nachhelfen.«

»Und hatten Sie über Meteorismus zu klagen? Winde im Darm und Gas im Magen?«

»Und wie!«

Ihr ganzes Leben hat die Leber von Frau Ulrich damit zu tun gehabt, die Schäden einer entweder zu mageren oder zu fetten Ernährung auszugleichen. Der Hunger in ihrer Jugend mit dem chronischen Ausfall von Eiweiß in den Kriegsjahren blieb nicht ohne Folgen. Die Leber wurde in Mitleidenschaft gezogen.

»Es hat Zeiten gegeben«, erinnert sich nun Frau Ulrich wieder, »da habe ich streng Diät gelebt.«

»War diese Diät vom Arzt verordnet worden?«

»Nein, ich wollte nicht wegen jeder Kleinigkeit zum Arzt rennen.«

Und der Leber von Friederike Ulrich blieb nichts anderes übrig, als selbst zu versuchen, mit sich und ihrer Fehlernährung — mal zuviel, mal zuwenig — ins reine zu kommen. Manchmal protestierte die Leber. Öfter streikte sie. Besonders nach einem Gänsebraten, einem Abendbrot mit Gänseschmalz und Leberwurst oder mit Fettkäse, Aal und Pökelfleisch.

Bei jedem Ärger kommt die Galle hoch

»Sie hätten schon längst etwas für Ihre Leber tun müssen, Frau Ulrich«, sagt die Heilpraktikerin. »Die

Leberzellen sind nach den Gehirnzellen die höchstspezialisierten Funktionseinheiten in Ihrem Körper. Empfindlich wie Seismografen, so daß sie schon bei einer Grippe sauer reagieren und sich bei jedem Ärger so heftig mitärgern können, daß Ihnen die Galle ins Gesicht schießt.«

»Mein Gott«, sagt Frau Ulrich, »nun komm' ich zu Ihnen, weil ich spüre, daß ich keinen rechten Hunger mehr habe, und Sie sagen mir das! Eigentlich wollte ich ja nur ein Mittel zum Appetitanregen!«

»Das bekommen Sie ja auch. Nur dürfen wir nicht den Fehler machen, in den leider so viele Kranke verfallen, daß wir nur das lauteste Symptom behandeln. Ihre Müdigkeit, Ihre Vergeßlichkeit, die Hinfälligkeit gehen zu Lasten Ihrer Leber. Sie ist nicht in Ordnung, und deshalb sehen wir als erstes nach, wieweit sie noch funktionstüchtig ist.« *Nicht Symptome, sondern den Menschen behandeln*

Es stellt sich heraus, daß von Frau Ulrichs Leberzellen ein großer Teil ausgefallen ist.

»Ein Glück«, sagt die Heilpraktikerin, »daß in der Leber eine so immense Kraft zur Selbsterneuerung steckt. Darauf müssen wir uns jetzt verlassen. Wir müssen Ihrer Leber wieder Luft zum Atmen und Ruhe zur Erholung geben. Und Sie sollten dabei mithelfen! Möglichst keinen Ärger! Keine Aufregung! Keine Verdauungsstrapazen! Ihre Leber muß den Eindruck haben, sie sei in einem Sanatorium, in dem sich alles um sie dreht.«

Ozon fegte wie ein frischer Wind durch die Leber

»Und dann«, berichtet Frau Ulrich, »wurde mir von der Heilpraktikerin Blut abgezapft, mit Ozon durchgeschüttelt und wieder in meinen Kreislauf eingeschleust.

Daß ich mich allgemein besser fühlte, merkte ich schon nach den ersten Behandlungen. Jeden Tag mußte ich hin. Ich war nicht mehr so müde und vergeßlich.

Gänsebraten und Windbeutel mit Schlagsahne habe ich allerdings von meinem Speiseplan gestrichen. Hätte ich früher jedes Jahr eine Schonzeit für die Leber eingelegt und streng durchgeführt, wäre es nie soweit gekommen.

Aber was jahrzehntelang von mir versäumt wurde, kann nicht in einer Woche oder in einem Monat völlig gutgemacht werden. Auch nicht durch Ozoninjektionen.

Trotzdem bin ich über den bereits erreichten Erfolg sehr glücklich. Für meine Leber ist Ozon das richtige.«

FALL 7

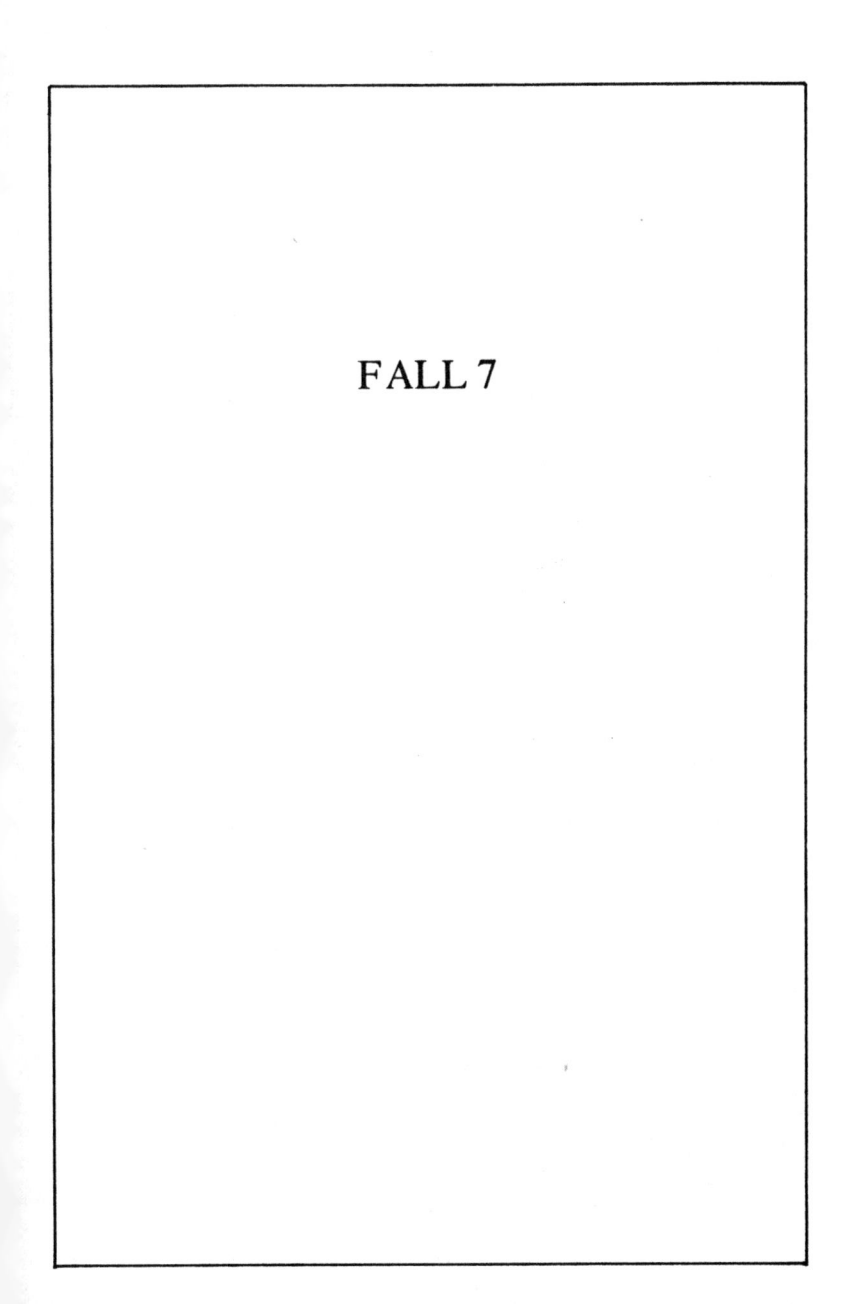

Gleichgewichtsstörungen durch Sauerstoffmangel

Die Schultern der Krankenschwester Theodora sind fast zu schmal für das Schicksal, das sie zu tragen haben. Die zierliche Schwester gehört zu einem Volk, das vor sechs Jahrhunderten ein riesiges Reich im Süden Rußlands, von der Krim bis Westsibirien beherrschte. Theodora ist Tatarin. Die Tataren waren das Staatsvolk der Goldenen Horde, deren Heere einst unter dem ältesten Sohn von Dschingis Khan erobernd bis Europa vordrangen. Heute bewohnen ihre Urenkel die Tatarische Sowjetrepublik an der mittleren Wolga. In ganz Osteuropa und Sibirien war das Lederhandwerk ihrer geschickten Hände hochgeschätzt. Aus Saffianleder verstanden sie kunstvoll gemusterte, handschuhlederweiche Stiefel anzufertigen.

Flüchtlingsschicksal heißt Leid tragen

Mit ihren Eltern verließ Theodora in ihrer Kindheit die Heimat. Sie kann sich nicht mehr erinnern, wie es dort aussieht. Zuerst wanderten sie nach Griechenland aus, später siedelten sie in die Türkei über. Hier heiratete sie. Nach drei schweren Fehlgeburten, die ihr fast das Leben kosteten, konnte Theodora keine Kinder mehr bekommen. Sie wurde Krankenschwester.

Eines Tages, als Theodora den langen Gang ihres Krankenhauses hinunterging, merkte sie, daß ihre Beine versagten. Sie schob einen Wagen mit Medika-

Haltesignale vor dem Herzinfarkt beachten

menten vor sich her und war froh, daß sie sich daran festhalten konnte. Die Wände des Korridors schwankten vor ihren Augen. Sie fühlte ihr Herz aussetzen und dann wie wild davongaloppieren.

Der Anfall ging vorüber. Doch nun wurde ihr öfter schwindlig, besonders wenn sie sich in der grellen Sonne aufhielt. Theodora dachte sich nichts dabei. Daß sie außer Atem kam, wenn sie die breite Treppe des Krankenhauses hinauflief, fand sie natürlich. Über ihre Kopfschmerzen zuckte sie die Schultern. Welche Frau hatte keine Kopfschmerzen? Welcher war nicht manchmal schwer ums Herz? Und welche weinte nicht, wenn sie daran dachte, wie einsam sie ohne Kinder war und wie grausam das Leben einer Frau mitspielen konnte?

Daß der Schwindel und die Benommenheit, ihre Atemlosigkeit und Nervosität, das Herzklopfen, die Kopfschmerzen und Depressionen die Symptome einer gefährlichen Krankheit waren, wollte sie nicht wahrhaben. Nur die vorübergehenden Bewußtlosigkeiten irritierten sie. Doch sie ging in ihrem Dienst so auf, daß sie sie beim Streß ihres täglichen Stundenplanes schnell wieder vergaß.

Sie sah soviel Leiden, soviel Schmerzen und soviel Hilflosigkeit um sich herum, daß ihr davor graute, selbst in eine solche Situation zu geraten. Deshalb verschloß sie die Augen vor der Möglichkeit, selbst krank zu sein. Doch sie war es. Ihr morgendlicher Schwindel und die Gleichgewichtsstörungen kamen wie ihr Hinterkopfschmerz beim Aufwachen von dem unmerklich immer höher steigenden Blutdruck.

Unzählige Frauen und Männer stolpern sehenden Auges in die Kreislaufkatastrophe eines Herzinfarktes oder eines Schlaganfalls, weil sie zu wenig auf die Haltesignale achten, die ihr Organismus an den Gleisen ihres Alltags aufstellt. Dem hohen Blutdruck fallen mehr Menschen zum Opfer als Krebs und Verkehrsunfällen zusammen. Über drei Millionen Bundesbürger wissen so wenig wie Schwester Theodora, daß sie die Geiseln eines grausamen, geheimnisvollen Mörders sind, der heimtückisch auftaucht und unversehens zuschlägt.

Tagtäglich nimmt jeder Unmengen von Informationen auf, mit denen er sich eingehend beschäftigt. Bis zur Weißglut kann er sich darüber erregen. Tausend Reaktionen lösen diese Informationen in ihm aus. Doch wer erregt sich bei der persönlichsten aller Informationen über sich selbst: daß sein Herz vierzig große Arterien in seinem Körper mit Blut beliefert? Daß von diesen vierzig Arterien vierzig Millionen Arteriolen abzweigen, die auch beliefert werden müssen? Daß von diesen Arteriolen ein Milliarde zweihundert Millionen Kapillaren abzweigen? Daß der menschliche Körper über ein Straßennetz von Tausenden Kilometer Länge verfügt, das für die lebenswichtigen Nahrungsmitteltransporte mit dem Blut in alle Teile des Organismus sauber und durchgängig sein muß? Daß Schwindel, Nervosität, Atemlosigkeit und Kopfschmerz rote Haltesignale sind: Stop! Straßen verstopft! Lebensgefahr!

Streß auf dem Straßennetz des Blutes

Schwester Theodora glaubte nicht an Lebensgefahr. So wenig wie die Hunderttausend, die jedes Jahr bei uns einem Schlaganfall erliegen, und so wenig wie die Hundertzwanzigtausend, die einen Infarkt nicht überleben: Verkehrsopfer ihrer eigenen vernachlässigten Straßen in ihrem Körper.

Als Schwester Theodora ihren Vater in Deutschland besuchte, der hier arbeitet, geschah es: bei Tisch verlor sie das Bewußtsein. Als sie sich wieder erholt hatte, brachte der Vater sie trotz ihres Widerspruches zum Arzt. Sie hatte unmittelbar vor einem Herzinfarkt gestanden.

Nach gründlichen Untersuchungen wurde Schwester Theodora dringend geraten, ihr Leben umzustellen: keine seelische Belastung. Genügend Ruhepausen bei der Arbeit. Ausreichender Schlaf.

Ozon läßt das Herz aufatmen

Zu ihren Medikamenten wurde ihr eine Serie Ozoninjektionen verordnet. Danach verschwanden ihr Schwindel und ihre Gleichgewichtsstörungen. Nach jeder Ozon-Injektion hatte sie sich besser gefühlt. Ihr Herz schlug wesentlich ruhiger und sie spürte keine Atembeschwerden mehr, wenn sie eine Treppe hinaufging. Zugleich mit der körperlichen Erleichterung trat auch eine spürbare seelische Befreiung ein. Das bedrückende Gefühl, mit der Kinderlosigkeit ein besonders hartes Schicksal zu erleiden, löste sich auf.

Das Transportproblem in Ihrem Körper

Länge aller Blutstraßen im Körper	50 000 Kilometer
Das Herz — Zentralbahnhof dieses gigantischen Kanalsystems — wiegt	320 Gramm
Gewicht Ihrer Hauptschlagader in der Jugend	100 Gramm
— wenn Sie 75 sind	300 Gramm
Gewicht aller übrigen Schlagadern	300 Gramm
Gewicht der Kapillaren, der feinsten Verzweigungen Ihrer Blutgefäße, jede etwa einen halben Millimeter lang und fünfzig mal dünner als das dünnste Menschenhaar	3 bis 4 Kilogramm
Gesamtgewicht des Gefäßsystems	4 bis über 5 Kilogramm
Oberfläche der inneren Wandungen der Blutgefäße	3000 Quadratmeter = 50 mal 60 Meter
Ein rotes Blutkörperchen benötigt für den Kreislauf durch den Körper	10 bis 23 Sekunden

Jeden Tag erledigt ein Blutkörperchen auf seinem Weg 3000 Sauerstofftransporte.

**Verhüten Sie Stauungen;
vermeiden Sie Erschwerungen beim Sauerstofftransport.**

OZON ist nach Dr. Wolff ein außerordentlich nützliches Mittel für die Allgemeintherapie mit besonderer Wirkung auf Herz und Kreislauf.

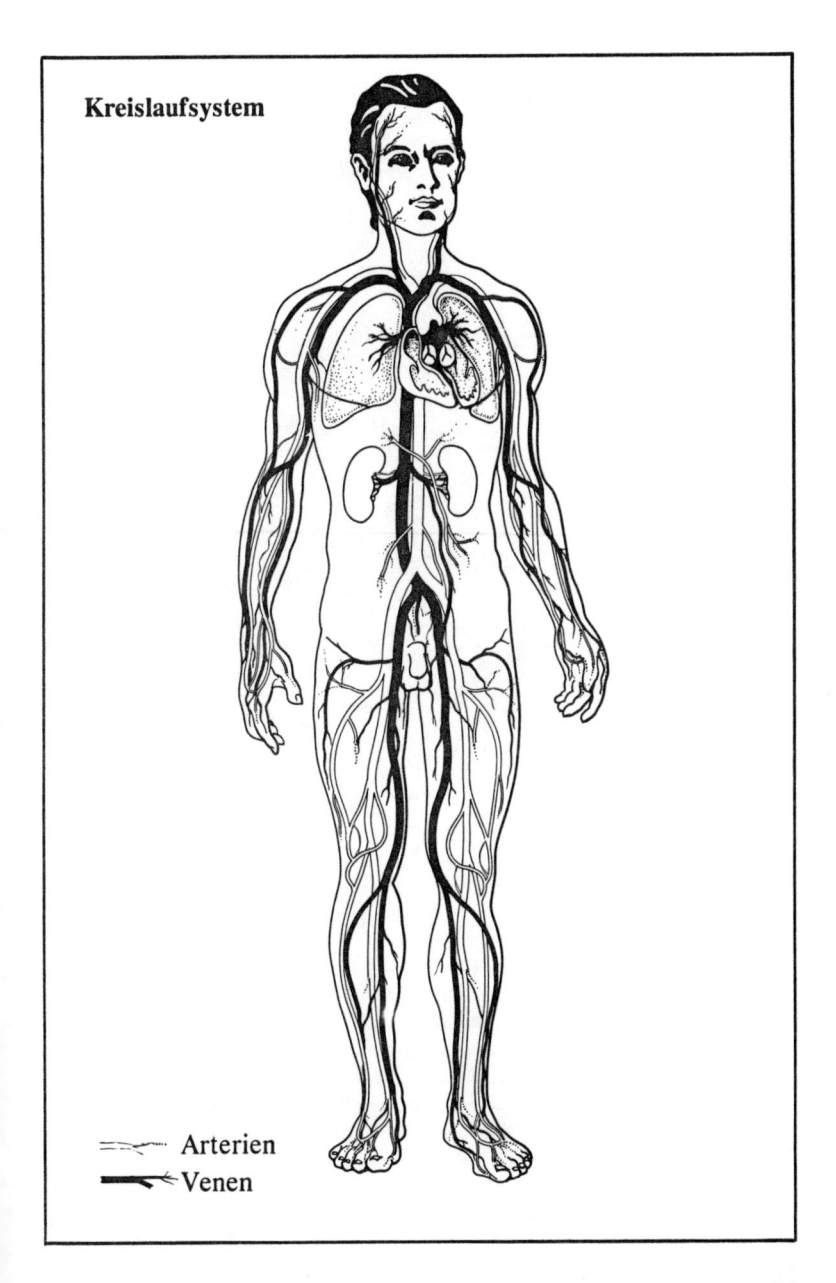

Kreislaufsystem

Arterien
Venen

Eingeweide

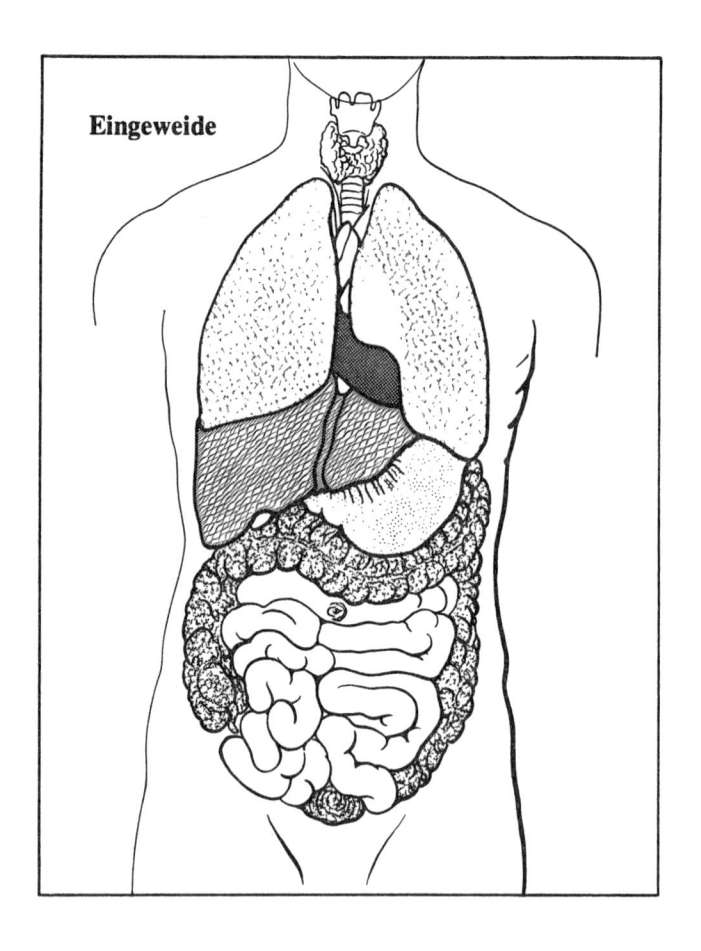

Aus dem Magen gelangt die Speise in den Dünndarm, ein Rohr von ungefähr acht Meter Länge. Vom Dünndarm aus wird sie dann in den Dickdarm geschoben. Der Dickdarm ist etwa eineinhalb Meter lang. Er endet am After. Die Lymphgefäße in der Wand des Dünndarmes dienen vor allem der Fettaufnahme. Lymphknoten und Lymphhaufen fangen Bakterien und andere Fremdstoffe ab. Die in den Lymphknoten entstehenden Lymphocyten wirken im Körper als Gesundheitspolizei. Sauerstoff kann die körpereigenen Abwehrkräfte verstärken.

FALL 8

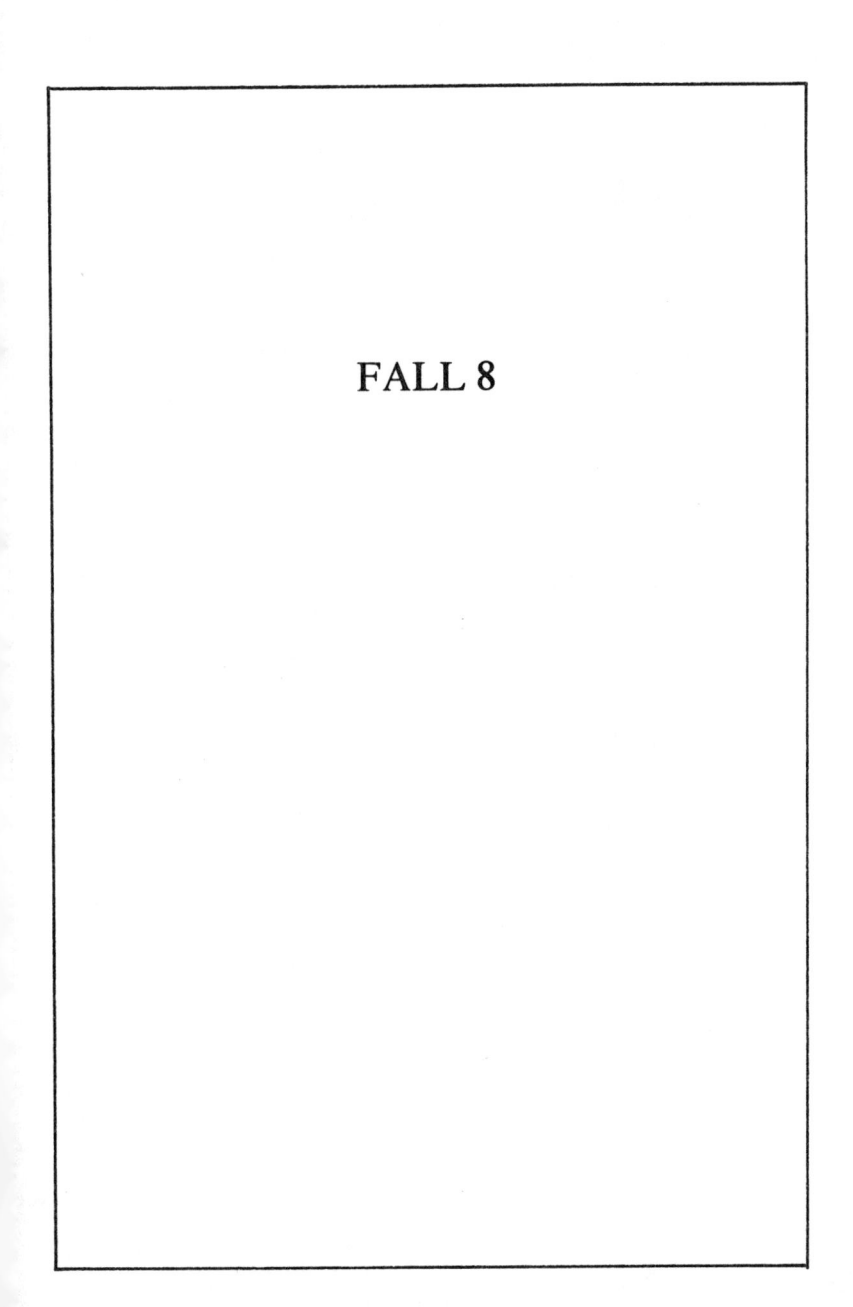

Warum
heilt Hautpilz so schlecht?

In der Werkstatt des Kunstschmieds Berthold Bracht herrschte seit einiger Zeit Nervosität. Der Meister, früher die Ruhe selbst, kam den Gesellen und Lehrlingen mit jedem neuen Tag unausstehlicher vor.

Den Grund wußte niemand, nur die Meisterin.

»Es ist schon Monate her«, berichtet sei, »daß mein Mann einen Ausschlag an den Oberschenkeln bekam. Mein Mann wiegt bei seiner Größe von einem Meter zweiundneunzig über zwei Zentner. Bei dieser Statur trinkt man natürlich viel. Nicht etwa Alkohol, nein, beileibe nicht, aber Kaffee, Tee, Säfte. Und weil er viel trinkt, schwitzt er leicht, und wir nahmen an, daß er sich vom Schwitzen zwischen den Beinen wundgescheuert hatte. Mit Puder und Creme wollten wir den vermeintlichen Ausschlag wegbringen.

Pilze sind wie eine fressende Flechte

Leider erreichten wir das Gegenteil. Wie eine fressenden Flechte breiteten sich die wunden Stellen immer weiter aus. Sie zogen zwischen den Beinen herum, am Po herauf und die Schenkel ein Stück hinunter.

Schließlich ging mein Mann zu einem Hautarzt. Der stellte fest, daß es Pilze waren. So wie Fußpilz, der ja heutzutage eine richtige Pest ist. Überall kann man sich anstecken. Mein Mann hat sie sicher vom Freibad mitgebracht. Der Doktor schrieb Salbe auf.

Ein Leidender kann sich nicht konzentrieren

Es bildeten sich Pickel. Die Pickel brachen auf und eiterten. Schrecklich. Mein Mann, der bei seiner Arbeit eiserne Konzentration braucht, weil er die Kunstschmiedearbeiten genau nach seinen Entwürfen herstellen muß, wurde immer fahriger. Jetzt begann er wirklich Whisky zu trinken, weil er es sonst nicht hätte aushalten können. Der Pilzrasen ließ sich durch nichts beeindrucken und wurde immer größer, die Entzündung immer schlimmer.

Ohne Sauerstoff geht es nicht

Wir wußten uns keinen Rat mehr. Da hörten wir, daß ein Bekannter mit Ozon behandelt worden war. In der Not wollten wir auch das versuchen, obwohl wir nicht viel Zutrauen dazu hatten. Wir konnten uns weder etwas unter Ozon noch darunter vorstellen, wie es angewendet werden sollte.

Sauerstoff müßte Lebensstoff heißen

Unser Junge — er geht noch zur Schule — klärte mich auf, daß Ozon eine Abart von Sauerstoff ist: ein Gas. Sauerstoff atmet der Mensch nach der Geburt mit dem ersten Atemzug ein. Solange er lebt, bis zu seinem letzten Atemzug, braucht er Sauerstoff. Daher müßte Sauerstoff eigentlich Lebensstoff heißen.

Sauerstoff ist in der Luft, die uns umgibt wie den Fisch das Wasser. Unsere Luft enthält zwanzig Prozent Sauerstoff. Was ich noch nicht wußte, war, daß auch im Wasser Sauerstoff ist. Und viel mehr als in der Luft!

Wenn Sauerstoff mit Elektrizität in Berührung kommt, zum Beispiel bei einem Gewitter oder bei der Elektrisiermaschine, verdichtet sich der Sauerstoff zum Ozon. Hört die elektrische Spannung auf, löst sich Ozon wieder zu Sauerstoff auf.

Ich habe mir von Ozon erzählen lassen, weil mein Mann damit behandelt werden sollte. Schließlich will man ja wissen, womit man es zu tun hat. Und so harmlos wie Lindenblütentee ist Ozon ja nun nicht.

Leider gibt es noch zu wenig Ärzte in Deutschland, die mit Ozon behandeln. Und einige Heilpraktiker, aber nicht alle. Denn es gehört eine richtige Ausbildung dazu und eine leichte, ganz sichere Hand zum Injizieren.

Mein Mann bekam jedoch keine Injektionen. Er wurde mit Ozon begast.«

Im Gasbad stirbt der Pilzrasen

Wir blicken Meister Bracht an.

»Ist das nicht gefährlich?« fragen wir. »Ozon ist schließlich ein schweres Atemgift und reizt die Schleimhäute.«

Meister Bracht schmunzelt:

»Sie sehen ja, daß ich noch lebe. Also kann's wohl nicht so gefährlich sein. Doch im Ernst: Ozon wird in der Medizin nur in einer Mischung mit Sauerstoff benutzt. Ich mußte mich auskleiden und auf eine Liege legen. Dann wurde ich bis zum Bauchnabel in einen Plastiksack gesteckt. Er wurde oben luftdicht abgebunden.

Der Doktor saugte nun die Luft aus dem Sack. Eng umspannte die dünne Kunststoffhülle meine Beine und meinen Bauch. Dann schaltete der Doktor an seinem Ozongerät die richtige Konzentration des Gasgemisches ein und blies es mit einem Kunststoffschlauch in den Sack. Gummischläuche darf er nicht nehmen. Die zerfallen vom Ozon.

Zwanzig Minuten im Gasbad

Die Plastikhaut dehnte sich wie die Hülle von einem Luftballon. Als die Beine frei lagen und das Ozon überall hinkonnte, stellte der Doktor das Gerät ab. Zwanzig Minuten mußte ich im Gas baden.

Danach wurde das Ozon abgesaugt und in einem Gerät sofort unschädlich gemacht. Ich wurde mit einer Spezialsalbe eingerieben. Vom Jucken spürte ich nichts mehr. Erst dachte ich, das kommt wieder. Doch die Qualen, die ich ausgestanden hatte, waren vorbei. Nach der zweiten Behandlung gingen die Knötchen zurück, und nach weiteren Begasungen war der Pilz verschwunden.«

»Und jetzt«, sagt die Meisterin, »hat er schon die vielen schlaflosen Nächte vergessen, in denen er mich wachgehalten hat, weil ich ihn einreiben mußte. Ich freue mich jedenfalls, daß in der Werkstatt wieder Ruhe eingezogen ist.«

FALL 9

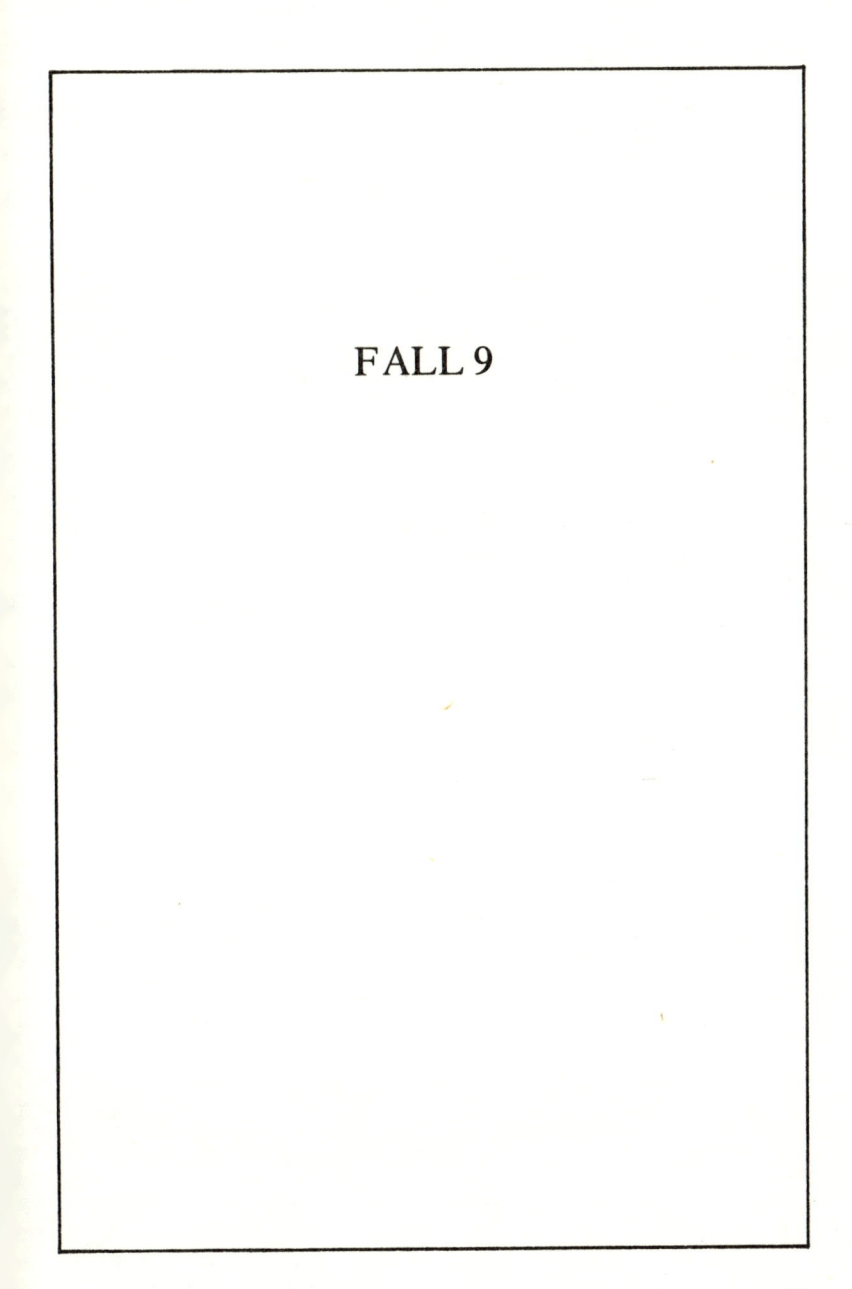

Das Herz
benötigt Sauerstoff

Antje Koren steht hinter ihrem Schreibtisch auf. Sie ringt nach Luft. Ihr Herz schlägt wild. Sie geht hastig zum Fenster und reißt es auf. Die frische Luft, die von der Straße hereinkommt, kühlt ihre Schläfen. Doch es dauert eine ganze Zeit, bis sie wieder fähig ist, genügend Sauerstoff in ihren Lungen aufzunehmen.

Den Traum von Geborgenheit teuer bezahlt

Die Atemnot macht der achtunddreißigjährigen Sozialarbeiterin seit Jahren schwer zu schaffen. Antje hat drei Kinder, zwei Mädchen von sechs und neun und einen Jungen von zehn. Seit ihre Ehe geschieden ist, leidet Antje an muskulärer Herzinsuffizienz. Ihre jahrelangen Bemühungen, die Ehe zu retten, brachten ihr einen Myokardschaden ein. Doch Herbert war nicht für die Ehe geboren. Er liebte die Abwechslung, und Antje bezahlte ihren Traum von Geborgenheit und Glück teuer.

Tagsüber arbeitet Antje im Amt. Da sie selbst an einem schweren Schicksal trägt, versteht sie die Menschen, die mit ihrer Not zu ihrer Dienststelle kommen und Hilfe erwarten. Ihr Chef schätzt ihre Art, mit Menschen umzugehen.

Oft nimmt sie Stöße von Akten mit nach Hause. Dabei kann sie sich mehr um ihre Kinder und um den Haushalt kümmern, mit dem sie auch noch fertig werden muß. Sie arbeitet bis tief in die Nacht.

Die berufstätige Frau ist doppelt beschäftigt, jedoch keine Doppelverdienerin

Kein Wunder, daß ihr immer häufiger der Atem stockt, daß sie nachts stundenlang wach in den Kissen liegt, daß ihre Beine anschwellen und sie manchmal vor Angst zittert, sie könnte an einem Herzinfarkt sterben. Was aber soll dann aus Frauke, Karin und Bruno werden?

Natürlich müßte sie schon längst einmal wieder bei ihrem Arzt gewesen sein. Doch Antje geht es wie vielen doppeltbeschäftigten Frauen: Sie bringt einfach die Zeit nicht auf, um einen Vormittag dafür zu opfern.

Antjes Zustand wird zusehends schlechter. Die Entscheidungen, die sie an ihrem Schreibtisch trifft, sind nicht mehr so präzis wie sonst. Die Kinder klagen zu Hause darüber, daß sie zu oft schimpft und keine Geduld hat. Öfter als sonst muß Antje die Fenster aufreißen, weil sie Angst hat, ersticken zu müssen. In den Nächten kontrolliert sie, weil sie nicht schlafen kann, ihren Puls. Mal geht er langsam, dann jagt er davon. Mal geht er gleichmäßig, dann wieder wird er völlig unregelmäßig.

Endlich rafft sie sich auf und verabredet mit ihrem Arzt einen Termin. Sie braucht nicht einmal fünf Minuten zu warten. Zur Untersuchung gehört das EKG. Der Doktor liest es mit einem Blick, der Besorgnis verrät.

»Sie arbeiten zuviel«, sagt er, »Sie sollten endlich aufhören und ausspannen!«

»Ich bin für drei Kinder verantwortlich!« antwortet Antje. »Auf mich warten Menschen, die in Not sind. Das Schlimmste ist die Atemnot. Ich kann nicht mehr schlafen und habe ständig Angst.«

»Das kommt von Ihrem Jagen«, erklärt der Doktor. »Weil Sie sich wie Tausende von Menschen keine Zeit lassen! Keine Zeit zum Essen, keine Zeit zum Spazierengehen und keine Zeit zur Freude. Ein Herz braucht Freude, wenn es gesund arbeiten soll. Freude und Sauerstoff! Angst, Ärger und Kummer schnüren

> **Ozon** ist ein Gas der hohen Atmosphäre, wo er das irdische Leben gegen die tödlichen Weltraumstrahlen abschirmt. Die heilenden Kräfte des Ozons macht sich die Medizin heute zunutze.
> Der Mensch ist eine Art Aquarium mit fünfzig Litern lauwarmem Meerwasser. Billionen Körperzellen leisten in diesem feuchten Milieu höchstqualifizierte Arbeit. Sauerstoffmangel ist die Schwäche Nummer Eins in diesem System.
> Ozon regt die Durchblutung an, fördert die Sauerstoffatmung der Zellen und heilt Krankheiten.
> Ohne Sauerstoff kein Leben. Ozon ist hochaktiver Sauerstoff. Seine Heilwirkungen sind weitgefächert. Bei Durchblutungsstörungen übertrifft ihn wohl keine Therapie. Er fördert die Wundheilung, steigert den Sauerstoffgehalt des Blutes und aktiviert alle Stoffwechselprozesse im kranken und geschwächten Organismus.

die Verteilerwege ab, auf denen das Blut dem Herzen Sauerstoff zuführt. Doch jede Therapie ist nur eine halbe Sache, wenn der Patient nicht aktiv mit zu seiner Genesung hilft.«

»Ich verspreche es Ihnen«, sagt Antje. »Meine Kinder protestieren auch schon.«

Kann man Gas unter die Haut spritzen?

»Wir haben bei nicht wenigen Patienten mit leichter und schwerer Atemnot nach der Behandlung mit Ozon eine wesentliche Besserung des Allgemeinbefindens und der Leistung feststellen können. Wir werden ein Ozon-Sauerstoff-Gemisch unter die Haut Ihrer beiden Oberschenkel injizieren.«

»Aber Ozon ist doch ein Gas!« ruft Antje aus.

»Gewiß! Doch auch Gas strömt genau wie jede Flüssigkeit in eine Injektionsspritze und läßt sich ebenso unter die Haut wie in eine Vene spritzen.«

»Und das tut nicht weh?«

»Wenn der Arzt behutsam ist, nein!«

An seinem Ozongerät stellt der Doktor die gewünschte Ozonkonzentration ein und setzt eine 20-Kubikzentimeter-Spritze auf die Entnahmedüse. Antje hat ihre Oberschenkel freigemacht.

Atemapparat

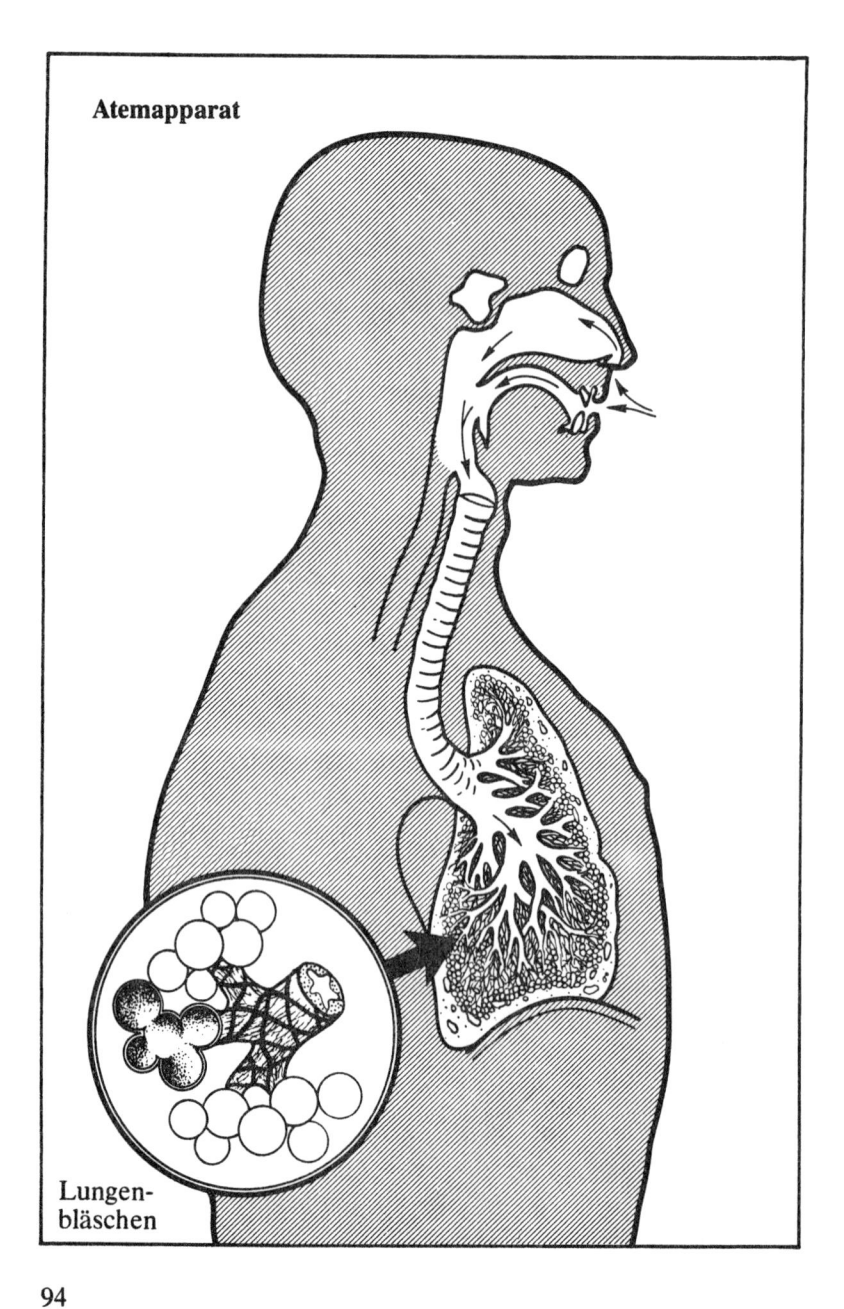

Lungen-
bläschen

Nach dem Ozon Atemgymnastik

Eine Handbreit oberhalb ihres Knies hebt der Doktor die Haut zu einem Wulst ab und führt zunächst die Kanüle mit einer Probespritze ein. Dann wechselt er die Spritze und läßt das Ozon-Sauerstoffgemisch langsam in die Unterhautgewebe einströmen.

Antje empfindet nicht den mindesten Schmerz.

Eine zweite Injektion kommt in den anderen Oberschenkel. »Das werden wir jetzt sechs-, vielleicht auch zehnmal wiederholen«, sagt der Doktor. »Dann werden wir sehen, ob es was genützt hat.«

Schon nach der dritten Behandlung kann Antje wieder frei atmen und mit jedem Mal wird es besser. Schließlich schickt sie der Arzt zu einer Atemgymnastin, bei der Antje gesundes Atmen lernt.

Nach einem halben Jahr stellen die Kinder fest: »Du bist ein ganz anderer Mensch geworden, Mutti! Ordentlich zum Liebhaben!«

Sie brauchen je Stunde: 15 bis 18 Liter Sauerstoff; am Tag: 360 Liter Sauerstoff.
Wenn Sie trainiert sind, können Sie Ihre Atemleistung bis zum Zwanzigfachen des Ruhewertes steigern.
Bei großer körperlicher Leistung kann man bis 90 Liter Luft je Minute einatmen.
Ein Hochleistungssportler bringt es kurzzeitig auf noch höhere Werte.
Spitze der Sauerstoffaufnahme durch Ihre Lungenbläschen:
wenn Sie eine Frau sind: je Minute 2 Liter Sauerstoff;
sind Sie hochtrainiert: 3,5 Liter;
wenn Sie ein Mann sind: je Minute 3 Liter Sauerstoff;
sind Sie höchsttrainiert: 5 Liter.

Verdauungstrakt

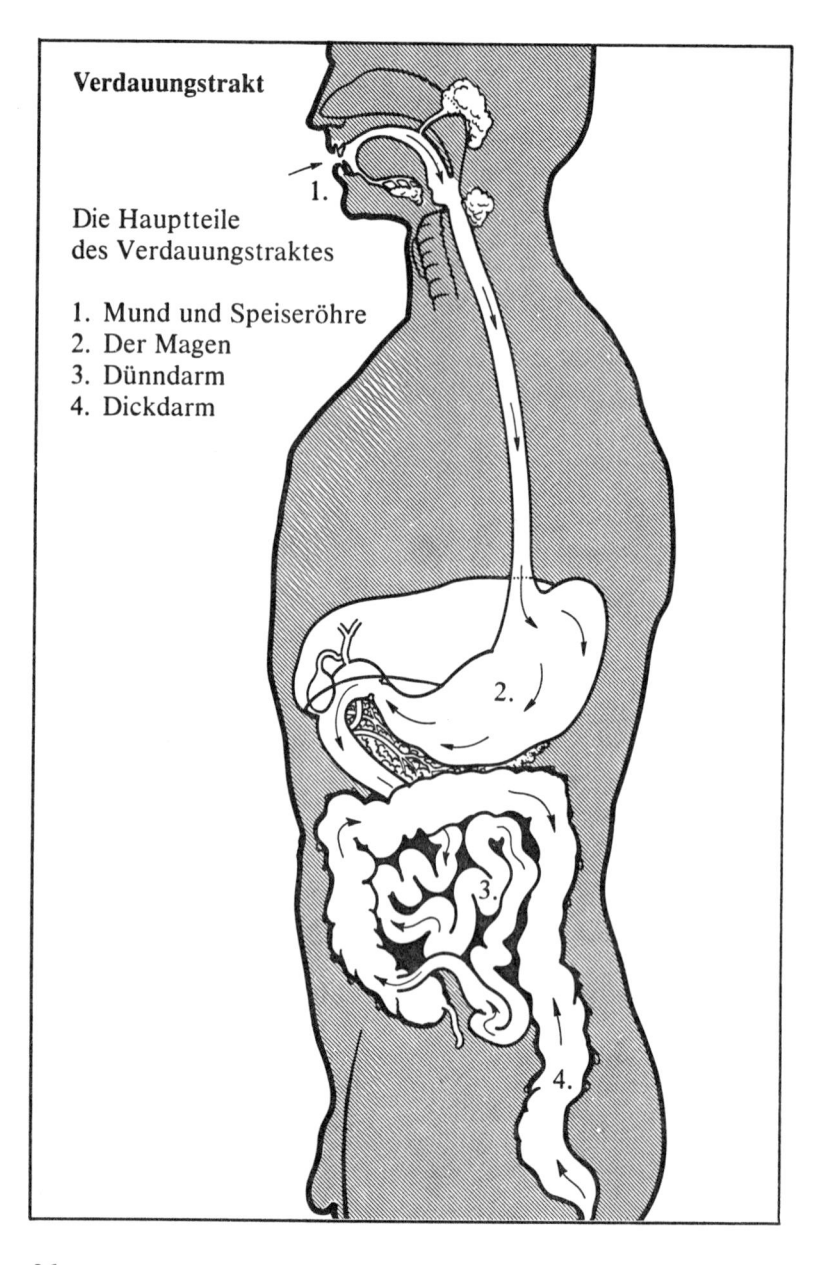

Die Hauptteile
des Verdauungstraktes

1. Mund und Speiseröhre
2. Der Magen
3. Dünndarm
4. Dickdarm

FALL 10

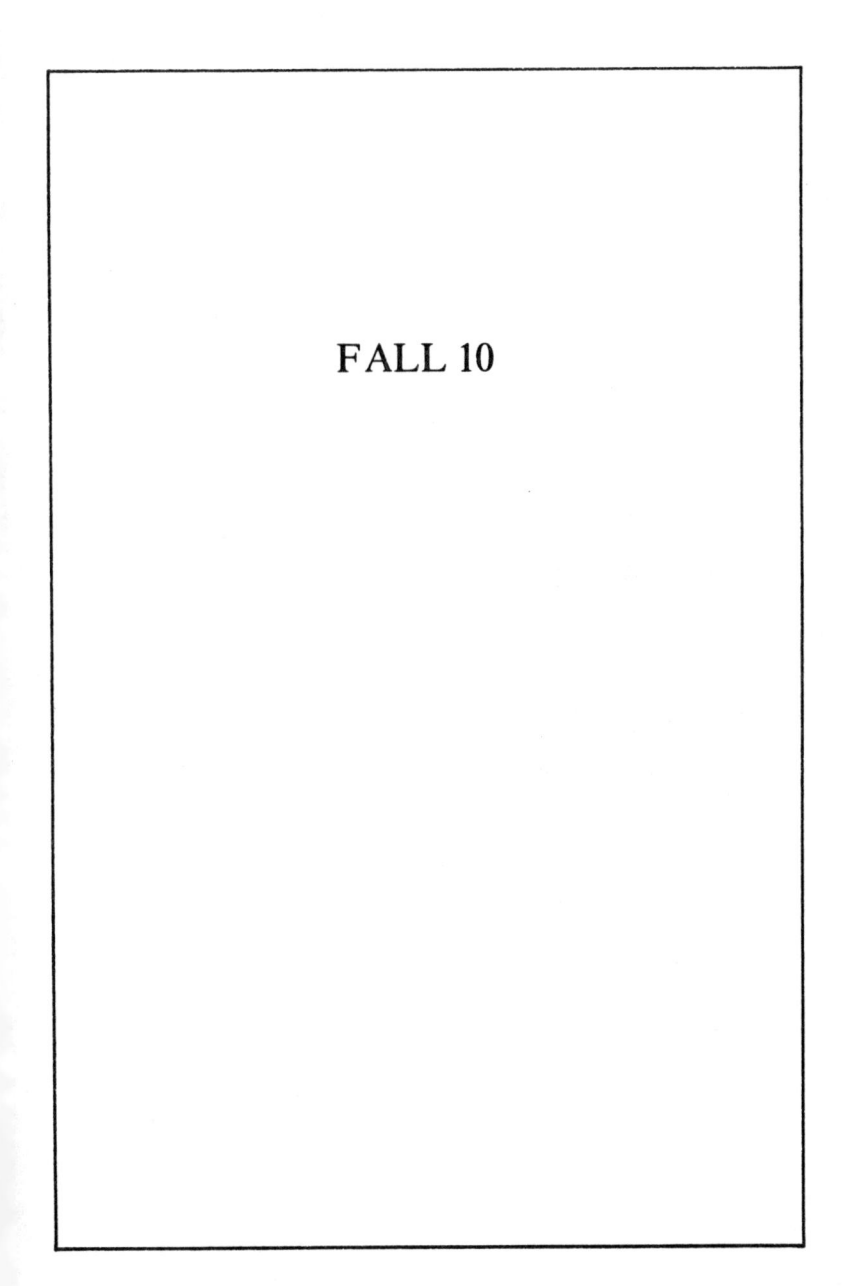

Es begann
mit einem Hautausschlag

Albert Floss ist seit zwanzig Jahren Maler. Er war immer so gesund, wie niemand das nur sein kann. Die Pickel, unter denen er litt, rechnete er nicht als Krankheit. **Allergien — das Allerweltsleiden der Gegenwart**

Je länger er Wohnungen tapezierte, Wände und Decken ausmalte, Türen und Fensterrahmen strich, desto bösartiger wurden die Ausschläge auf seiner Haut. Sie blühten auf, näßten eine Zeitlang und schrumpften ein, um an anderer Stelle wieder neu anzugehen. Und es schien, als würden es immer mehr. Alle Salben, Pasten und Puder, die er auftrug, halfen nichts.

Ganz schlimm wurde es allerdings erst, als Albert dazu überging, auch Teppichböden zu verlegen und Kunststoffböden zu kleben. Dabei atmete er chemische Dämpfe ein, obwohl er stets bei offenen Fenstern und Türen arbeitete. Mitunter war ihm ganz schlecht davon. Nun wurden seine Ekzeme großflächig, und er konnte sich selbst immer weniger leiden. Ohne daß er es merkte, veränderte sich sein Wesen.

Viele Menschen nehmen an, daß Allergien nur auf der Haut zutage treten. Albert Floss litt seit seiner Kindheit an einer Allergie gegen Farben, Leim und Klebstoffe. Diese Allergie hatte schon während seiner Schulzeit Pickel hervorgerufen. Niemand hatte sie jedoch mit den Malfarben in Beziehung gebracht, die er

Psychische Fehl- so ausgiebig benutzte. Als er den Malerberuf ergriff
reaktionen sind und intensiver mit Farben, Lacken und Leim in Be-
oft eine Folge rührung kam, wurden die Ausschläge chronisch. Doch
von Allergien sie waren nicht nur für seine Hautveränderung verantwortlich, sondern auch — nach Einwirkung auf das stark durchblutete Gewebe seines Gehirns —für seine Wesensveränderung.

Wer weiß schon, daß manche Depressionen, Lernschwierigkeiten von Kindern, Legasthenie, Stottern, Angstzustände, Sadismus und andere psychische Abwegigkeiten von Chemikalien, von bestimmten Speisen oder Getränken als allergische Reaktionen ausgelöst werden können? Auch Albert Floss wußte das nicht. Immer wenn er Teppichfliesen auf Böden aufgebracht und geklebt hatte, wurde er ärgerlich. Mürrisch und in dumpfem Zorn kam er dann nach Haus. Er suchte die Schuld mal bei einem Lieferanten, der ihn versetzt hatte, dann bei einem Kunden, mitunter auch bei einem Bekannten und oft bei seiner Familie. Nie suchte er die Ursache bei sich und seiner Arbeit. Allmählich wurde er unleidlich, nörgelte an allem herum und machte sich, seine Umgebung und die Welt schlecht.

Schweren Herzens gab Albert den Beruf auf

Besserung ist Ein Psychologe führte Alberts Ärger und depressiven
noch keine Anfälle auf ungelöste Konflikte zurück. Ein zweiter
Heilung Arzt riet ihm dringend, den Beruf zu wechseln. Albert entschloß sich schweren Herzens dazu. Er sah ein, daß ihm kein anderer Ausweg blieb.

Albert trat in den öffentlichen Dienst ein. Darauf hörten die schweren allergischen Erscheinungen auf. Nur der juckende Ausschlag auf seinem Rücken und am Unterarm blieb bestehen.

Sein Arzt empfahl ihm, einen Versuch mit einer Eigenblutbehandlung mit Ozon zu unternehmen. Am Ozongerät des Arztes wurde eine Injektionsspritze mit einem Gasgemisch von Ozon und Sauerstoff von bestimmter Konzentration gefüllt. Einen Teil dieses Gemisches drückte der Arzt wieder aus der Spritze heraus, um Raum zu schaffen für zehn Milliliter Blut, das er der Armvene von Albert entnahm.

Ozon als Zusatztherapie zur Homöopathie

Nun schüttelte der Arzt die Spritze behutsam eine halbe Minute lang, um eine innige Vereinigung des Blutes mit den Gasen zu erreichen. Als er damit fertig war, sah das Blut hellrot aus. Das mit Sauerstoff und Ozon angereicherte Blut erhielt Albert intramuskulär zurückinjiziert. Zusätzlich wurde ihm noch ein homöopathisches Medikament verabreicht und außerdem das Ekzem mit Ozon begast.

Von Mal zu Mal besserte sich der Zustand Alberts. So wie seine Haut immer klarer und glatter wurde, verschwanden auch seine von Ärger getränkten Erregungen und seine depressiven Anwandlungen. Nach einer Serie von acht Behandlungen mit Eigenblut und Ozon sah die Welt freundlicher aus.

Elfie, Alberts Frau, seufzt hörbar auf, als sie berichtet:

Sauerstoffmangel erstickt die Lebensenergie

»Ich hatte schreckliche Angst, daß sich Alberts Zustand weiter verschlechtert. Wer wie Albert seinen Idealberuf gefunden hat, muß eine tiefe Erschütterung erleben, wenn er gezwungen wird, ihn aufzugeben. Doch Albert wurde wieder fröhlich und lebhaft; als habe das Ozon eine große Last von seinem Herzen gespült.«

»Ganz so einfach ist es nun sicher nicht«, nimmt der Doktor das Wort. »Es spielen hier komplizierte physiologische Vorgänge eine Rolle, die uns helfen, psychische Unausgeglichenheit wieder zu harmonisieren.

Wird den Körperzellen nicht genügend Sauerstoff angeboten, bringen sie zuwenig Lebensenergie auf.

Berühmte Opfer von Kreislaufschäden und Arteriosklerose

Faraday, Michael, englischer Physiker und Chemiker, Entdecker des Benzols, prägte viele Grundbegriffe der Physik, litt seit dem 35. Lebensjahr infolge frühzeitiger Arteriosklerose an Gedächtnisschwäche. Er starb mit 76.
Friedrich Wilhelm III., König von Preußen, überstand vom 58. bis 63. Lebensjahr sieben Schlaganfälle, wurde infolge Arteriosklerose zunehmend geistesgestört und litt an körperlichen Ausfallserscheinungen. Er starb mit 64.
Gandhi, Mahatma, Haupt des gewaltlosen Widerstandes gegen die britische Herrschaft, erreichte durch seine einzigartige Persönlichkeit die Freiheit Indiens; litt an hohem Blutdruck und lebte nur von Ziegenmilch, Nüssen und Früchten. Er wurde 78jährig ermordet.
Goethe, Johann Wolfgang von, erlag 83jährig einem Herzinfarkt nach Kranzgefäßverschluß.
Bach, Johann Sebastian, erlag mit 65 Jahren einem Schlaganfall.
Beethoven, Ludwig van, wurde 57 Jahre alt. Infolge frühzeitiger Arteriosklerose litt er schon mit 26 Jahren an Entzündung des Gehörgangs mit fortschreitender Verminderung des Hörvermögens.
Kant, Immanuel, schuf die Grundlage der gesamten neueren Philosophie. Mit 78 zeigte er arteriosklerotische Schwächen, erlitt mit 79 einen Schlaganfall und starb mit 80.
Kopernikus, Nikolaus, Schöpfer des nach ihm bekannten Weltsystems, erlitt mit 69 einen Schlaganfall mit rechtsseitiger Lähmung. Er wurde 70 Jahre alt.
Lenin, Wladimir Iljitsch, sowjetischer Staatsmann und bedeutend-

ster Theoretiker des Kommunismus, starb 54jährig nach Abnutzung durch Arteriosklerose.

Lessing, Gotthold Ephraim, bedeutendster Vertreter der deutschen Aufklärung, erlag mit 60 einer Verkalkung der Kranzarterien seines Herzens.

Loewe, Karl, Komponist vieler volkstümlicher Balladen, erlitt mit 68 einen Schlaganfall, von dem er sich nach 6 Wochen erholte, und starb mit 72 am zweiten Schlaganfall.

Luther, Martin, der deutsche Reformator, litt an Arteriosklerose. Seit seinem 47. Jahr hatte er Unterschenkelgeschwüre. Er starb mit 63.

Mann, Thomas, einer der bedeutendsten Erzähler unseres Jahrhunderts, starb mit 80 an Thrombose infolge Verkalkung der großen Beinarterien.

Mendelssohn-Bartholdy, Felix, Komponist. Schon mit elf Jahren komponierte er eine Fuge, mit zwölf die erste Oper. Er starb mit 38 an einem Schlaganfall.

Roosevelt, Franklin Delano, starb mit 63 Jahren an massivem Gehirnschlag.

Wagner, Richard, starb mit 70 nach einem Herzinfarkt.

Stresemann, Gustav, bedeutender deutscher Staatsmann und Friedensnobelpreisträger. Als 28jähriger zog er in den Reichstag ein, sah mit 40 aus, »als stünde er unmittelbar vor einem Schlaganfall«, belud sich mit unvorstellbaren Verantwortungen, ohne auf seine Gesundheit die geringste Rücksicht zu nehmen und starb 51jährig am Schlaganfall.

Folgenschwere Denkschäden bei Atemnot der Gehirnzellen Damit sinkt ihre Leistung. Der Organismus wird müde, schlapp und verzagt, Gehirnzellen sind genau wie alle anderen Organzellen von der Sauerstoffzufuhr abhängig. Führen die roten Blutkörperchen zu geringe Sauerstoffmengen zum Gehirn, wird das Denken negativ und beißt sich an Problemen fest. Überangst entwickelt sich. Depressive Tiefs herrschen vor.

Mit der Ozontherapie bieten wir den Zellen eine optimale Sauerstoffqualität an, die sich nicht nur in den Körperorganen günstig auswirkt, sondern sich auch in der Funktion der Gehirnzellen als Lebensfreude positiv bemerkbar macht.«

Inzwischen hat Albert das Malen auch als Hobby aufgegeben. Er reizt seinen Organismus nicht mehr mit den von seinem Körper als Gift empfundenen Stäuben und Gasen der Farben und Leime. Die Ausschläge waren nichts anderes als die überschießende Reaktion seines Körpers und eine verzweifelte Giftabwehr, so wie beim Heuschnupfenkranken etwa der Dauerschnupfen. Seitdem Albert die bedrohlichen Chemikalien meidet, gibt es keine Ekzeme und keine Kopfschmerzen mehr.

FALL 11

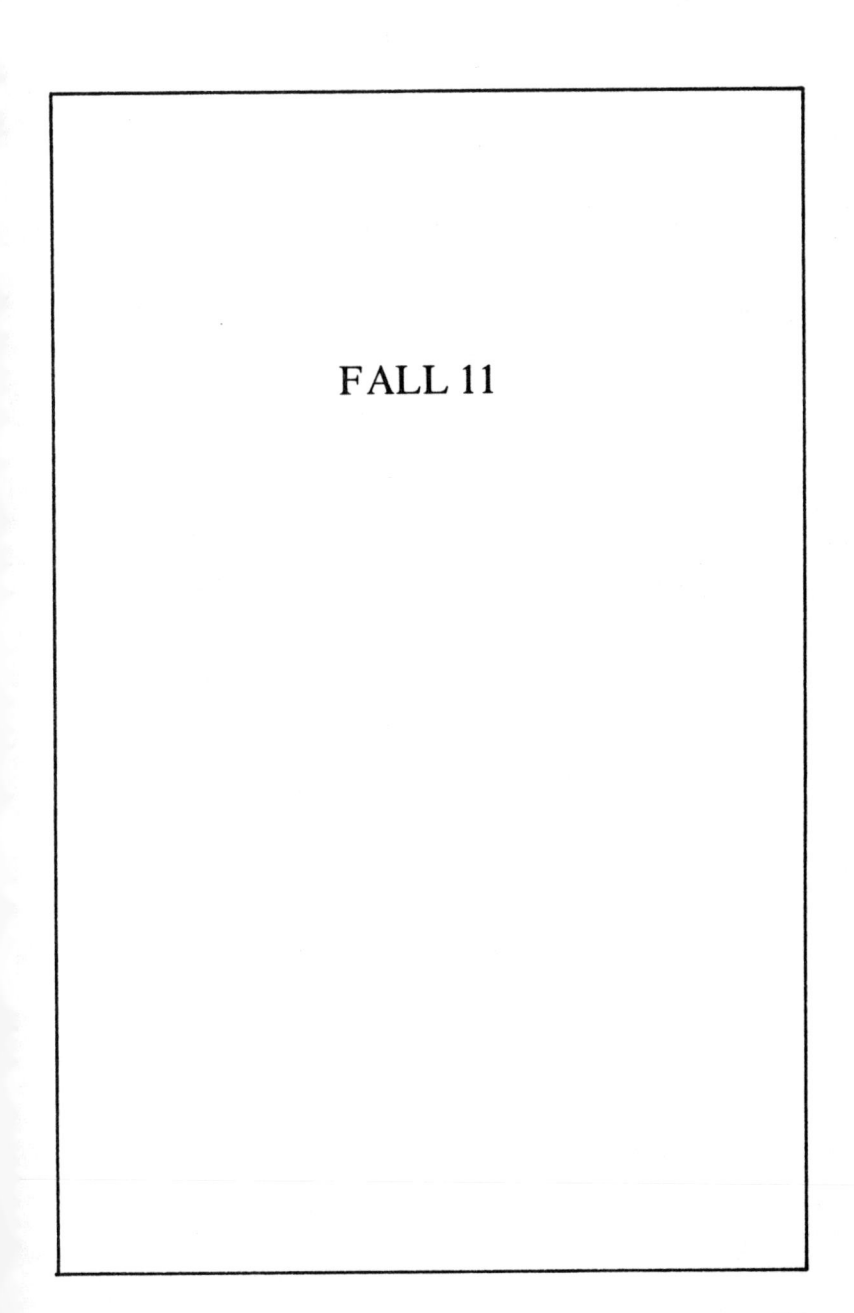

Ozon
gegen Polyarthritis

»Bevor ich mich Hals über Kopf verheiratete«, berichtet Uschi Kalt, »war ich Chefsekretärin in einem Unternehmen, das an der Spitze seiner Branche steht. Ich wurde von vielen beneidet. Heute beneidet mich niemand mehr. Ich hatte in unzähligen Romanen gelesen, daß die große Liebe ein einmaliges Geschenk sei. Daß man auch für ein Geschenk einen sehr hohen Preis zu zahlen hat, wäre mir nie in den Sinn gekommen.

Jede Liebe fordert einen hohen Preis

Schon in der Schule hatte ich immer Schmerzen in meinen Gelenken. Die Ärzte sagten, es sei Rheuma, und legten mir Schonung dringend ans Herz. ›Dann kommt nur ein Beruf im Büro für dich in Frage‹, sagte meine Mutter. ›Da hast du stets deine vier Wände um dich und im Winter geheizte Räume. Zugluft wäre für dich der Tod!‹

Was sie sagte, geschah. Ich lernte sehr leicht und kletterte vom letzten Aschenbrödelplatz der Bürohelferin in wenigen Jahren bis hinauf zum Vorzimmer des Chefs. Am Anfang hatten mir an der Schreibmaschine die Finger so weh getan, als säßen in allen Gelenken glühende Reißnägel. Doch ich biß die Zähne zusammen und ließ mir nichts anmerken. Als Chefsekretärin hatte ich viel organisatorische Aufgaben und brauchte nur noch selten maschinezuschreiben.

Nur gelegentlich erinnerte mich der dumpfe Druck in der Schulter oder ein Stich in den Handgelenken daran, daß meine Krankheit noch immer da war. Nur quälte sie mich nicht. Ich glaubte schon, ich hätte diese böse Krankheit hinter mir. Wie sehr ich mich getäuscht hatte, sollte ich erst später erfahren.

Zuerst gab es Rosen — Zunächst allerdings gab es Rosen. Jeden Tag in anderen Farben: vom zartesten Milchrosa bis zum glühenden Rot eines Sonnenuntergangs. Den jungen Mann, der sie mir schickte, hatte ich in einer Diskothek kennengelernt. Er war Sportler, durchtrainiert, und sein Gefühl für Rhythmus war berauschend. Wenn ich mit ihm tanzte, schwebte ich wie auf Wolken.

›Heirate mich‹, bat er so lange, bis ich ja sagte. Darauf wurden die Rosensträuße noch größer. Daß er ein Spezialgeschäft für Obst und Gemüse hatte, konnte mich nur reizen.

Wir heirateten. Meine Mutter war dagegen. Ich schied aus meiner Firma aus. Auch dagegen war meine Mutter. Doch es war selbstverständlich für mich, von nun an Heino im Geschäft zu helfen«.

Dann erschrak ich allerdings

»Obst und Gemüse kommen ganz früh vom Großmarkt. Und um diese Zeit hatte ich bisher noch geschlafen. Jetzt trug ich Steigen mit Salatgurken und Körbe mit Honigmelonen vom Wagen in das Geschäft.

Der Wind pfiff mir über die Schulter, als lache er sich ins Fäustchen, daß ich nun seine Beute wurde. In der offenen Ladentür packte mich die Zugluft, wenn ich einen Sack mit Nüssen oder Körbe voll frischem Spinat hereinzog.

Abends brannten meine Schultern und Knie. Meine Hände kamen mir wie leblos vor. Ich liebte meinen Mann über alles, doch diese Liebe war in Schmerzen von einer unvorstellbaren Grausamkeit verpackt.

Wir bekamen zwei Kinder und ich als Zugabe eine deutlich geminderte Arbeitsfähigkeit. Meine Gelenke knirschten, wenn ich sie bewegte, als liefen sie auf Sand. Von den Schmerzen will ich gar nicht erst reden.«

»Progressiv-chronische Polyarthritis« schrieb der Doktor auf Uschis Karteikarte und sagte: »Es handelt sich bei Ihnen um eine chronische Erkrankung der Gelenke, die zu Deformierung, zu Bewegungsbehinderung und zur Versteifung führen kann. Auch Ihr Herz ist beteiligt. Sie haben einen Herzklappenschaden.«

Gelenkrheuma – kostspieligste Krankheit der Welt

»Verschreiben Sie mir Medikamente, Herr Doktor«, flüsterte sie, entsetzt von dem möglichen Schicksal, das sie erwartete.

»Wenn Sie nicht aktiv bei Ihrer Behandlung mithelfen, wird Ihr Leiden immer schlimmer. Was Sie nicht freiwillig tun, erzwingt morgen Ihre Krankheit mit Gewalt. Die Polyarthritis muß auf mehreren Ebenen bekämpft werden.«

Seufzend willigte sie in das zeitraubende Programm, das der Arzt für ihre Therapie zusammenstellte: Krankengymnastische Übungen wechselten mit Bädern und Atemübungen ab. Ihre Ernährung wurde umgestellt; sie mußte abnehmen. Mit den Medikamenten hatte sie jedoch kein Glück. Sie bekam Magen-Darm-Störungen, für die sie die Ursache in ihrer Ernährungsumstellung suchte. Dadurch wurden Medikamente nicht schnell genug abgesetzt, und sie bekam Magengeschwüre und einen Leberschaden. Darauf wurde ihr ein anderes Medikament verordnet. Durch dieses verlor sie zwar die Schmerzen, doch ihr Organismus reagierte mit hohem Blutdruck und Herzbeschwerden.

Die Anweisungen des Arztes werden bald vergessen, die Gelenkübungen eingestellt. Im Geschäft gibt es zu viel zu tun. Das Medikament versetzt Uschi in einen gefährlichen euphorischen Zustand. Schmerzen werden nicht mehr wahrgenommen.

Vorsicht mit Schmerzmitteln! Da bricht ein Geschäftsfreund mitten bei der Arbeit zusammen. Tot. Er hatte wie Uschi das Medikament ohne ärztliche Überwachung genommen. Uschi bekommt einen Schock. Sie unterwirft sich sofort einer Ozonkur, mit deren Hilfe sie sich von dem Medikament befreit, bevor auch sie einen Herzinfarkt erleidet. Zweimal wöchentlich erhält sie Ozoninjektionen intramuskulär. Sie nimmt Bäder und macht ihre Übungen.

Nach sechs Wochen ist sie über den Berg. Heute hat Uschi gelernt, mit ihrer Krankheit zu leben. Es sind keine neuen Schübe mehr aufgetreten, und sie kann auf die Medikamente mit bedrohlichen Nebenwirkungen verzichten.

Ozoninjektionen in Akupunkturpunkte — eine erfolgreiche Kombination zweier Heilmethoden

Dr. med. Gisèle Armelin, Ärztin in Paris, verbindet zwei Behandlungsmethoden miteinander: die sechstausend Jahre alte chinesische Therapie der Akupunktur mit der erst in unserem Jahrhundert zur stürmischen Entwicklung gekommenen Therapie mit Ozon. Sie summiert die Erfolge der ältesten Heilweise mit denen der jüngsten.

Dr. Armelin, eine Pariser Ärztin, steigert die Erfolgschancen

Die Akupunktur ist die Frucht medizinisch-philosophischer Lebensweisheit einer hohen Entwicklungsstufe. Die chinesische Medizin basiert auf der Erkenntnis, daß Gesundheit das Pendeln zwischen zwei gleichwertigen Polen ist: zwischen Aufnahme und Abgabe, zwischen Tag und Nacht, Himmel und Erde, männlich und weiblich, wachen und schlafen, Geburt und Tod, plus und minus, arbeiten und ruhen; mit einem Wort: der harmonische Rhythmus im Kraftfeld zweier Pole.

Krankheit ist Überpendeln der Pole als Zuviel nach der einen, als Zuwenig nach der anderen Richtung.

Polarität bestimmt alle Gesetze des Kosmos. Jeder von uns ist ein Abbild dieses Kosmos. Das Leben durchströmt uns als Energie. In bestimmten Linien, den Meridianen, ist diese Lebenskraft als unsichtbarer Strom konzentriert wie das Wasser auf der Erde in den sichtbaren Flußläufen.

Gibt es an einer Stelle Überfluß, herrscht an anderer Stelle Mangel. Das Gleichgewicht ist gestört. Störung ist Krankheit. Eine Krankheit, die sich selbst überlassen bleibt, hat die Tendenz zu wachsen und sich auszubreiten.

Mittels Einstichen in die aus Beobachtung gewonnenen Kraftlinien des Körpers versuchten die chinesischen Ärzte vergangener Generationen das Fließsystem zu regulieren, die Lebenskraft zu ordnen und das Gleichgewicht im Organismus wieder herzustellen. Die Erfahrung ließ sie bestimmte Punkte auf diesen Kraftlinien oder Meridianen feststellen, bei denen der Einstich einer Nadel Linderung oder Heilung ermöglicht.

Heilung mit Akupunktur — in China selbstverständlich Für die heute in China lebende Ärztegeneration ist es nicht erstaunenswert, wenn mit Hilfe der an bestimmter Stelle der Haut eingestochenen Nadeln ein Querschnittsgelähmtergehen kann, ein Taubstummer hören, zusammenhängend sprechen und Lieder singen kann oder eine Kaiserschnittgeburt bei vollem Bewußtsein durchgeführt wird. Frau Mildred Scheel, selbst Ärztin und Mutter, ist bei einer solchen Operation dabeigewesen.

Frau Dr. med. Armelin leitet statt der Akupunkturnadeln die Spritze mit Ozon in die Meridiane. Sie präzisiert die Injektion von Ozon, dem »Supertreibstoff für die Aggregate der Körperzellen«. Anstatt das Gas in den Gesäßmuskel zu schießen und ihm zuzutrauen, selbst seinen Weg zu den Störungsstellen zu finden, lenkt es Dr. Armelin direkt in den Strom der Energie, an den das erkrankte Organ angeschlossen ist.

So benutzt sie den Gouverneurs-Meridian, in kaiserlichen Zeiten »Gefäß des Herrschers« genannt, um mit Ozon das Gleichgewicht im Organismus des Patienten herbeizuführen. Dieser Meridian, der auf der Rückseite des Körpers genau über der Wirbelsäule verläuft, folgt dem Rückenmark, diesem übergeordneten Zentralorgan vieler motorischer Abläufe und Mitt-

lerorgan zwischen Gehirn und Körperperipherie, der
Zone des Austritts der zweiunddreißig Paare der Rückenmarksnerven und der zu beiden Seiten der Wirbelsäule verlaufenden Ganglienkette des sympathischen Nervensystems. Dieser Meridian ist dank seiner anatomischen Lage einer der wichtigsten im Stromsystem der Akupunktur: er steuert die Lebenskraft, der Dr. Armelin bei Schwächung oder Dahinsiechen durch direktes Eingreifen mit Ozon neue Reserven zuführt. **Eine höhere Art von Medizin?**

Dr. Armelin kann sich bei der geglückten Vereinigung zweier so vitaler Heilmethoden auf ihren Kollegen Dr. med. Jean Choain berufen. Dr. Choain macht uns darauf aufmerksam, daß gebildete Menschen des Ostens darüber lächeln, wenn man im Westen vorgibt, eine Heilkunde, die sich auf Leichenöffnung begründe, sei eine höhere Art von Medizin. Wie kann man von einer toten Materie, fragt er, Aufschlüsse über lebendige Abläufe erlangen wollen? Die Beobachtung des Lebens führe weiter als das Studium seiner Konstruktionspläne. Für die Wissenschaft von den Ursachen, der Vorbeugung und Heilung von Krankheit schenkt uns die Bewegung des Lebens tiefere Einsichten als die Kenntnis seiner Struktur.

Die Erfolge einer mehr als zwanzigjährigen Praxis geben Frau Dr. Armelin recht. Durchschnittlich zwanzig bis fünfundzwanzig Sitzungen beansprucht jeder Fall, der mit der Akupunktur-Ozontherapie behandelt wird. Jede Woche sollten drei oder vier Sitzungen durchgeführt werden. Die dazu notwendigen Besuche in der Arztpraxis dauern zwischen zehn und fünfzehn Minuten, wobei zunächst sechs oder sieben, im weiteren Verlauf zwölf bis zwanzig Injektionen von Ozon in die Akupunkturpunkte verabreicht werden.

Erfolgreich behandelt werden mit der Akupunktur-Ozontherapie die Krankheiten des rheumatischen Formenkreises: Arthritis (= entzündliche Veränderungen der Gelenkflächen), degenerative, nicht akut- **Die Liste der Erfolge** entzündliche Erkrankungen der Kniegelenke, des Hüftgelenks (= Hüftarthrose) und anderer hochbeanspruchter Gelenke als chronische Leiden; Erkrankungen der Atemwege: Bronchialasthma, Bronchitis, Lungenblähung; Erkrankungen des Herzens und des Kreislaufs; Herzbeschwerden, essentieller Hochdruck, Infarktfolgen, Arteriosklerose, Venenleiden; Erkrankungen des Ernährungstraktes: Magen-, Leber-, Darmbeschwerden, Stoffwechselerkrankungen; Fettleibigkeit, Zellulitis; Folgeschäden von Nerven- und Rückenmarkserkrankungen: Lähmungen, Paresen (= unvollständige Lähmungserscheinungen), Allergien; Hautinfektionen; Neurosen: Überängstlichkeit, Depressionen, Erschöpfungszustände.

FALL 12

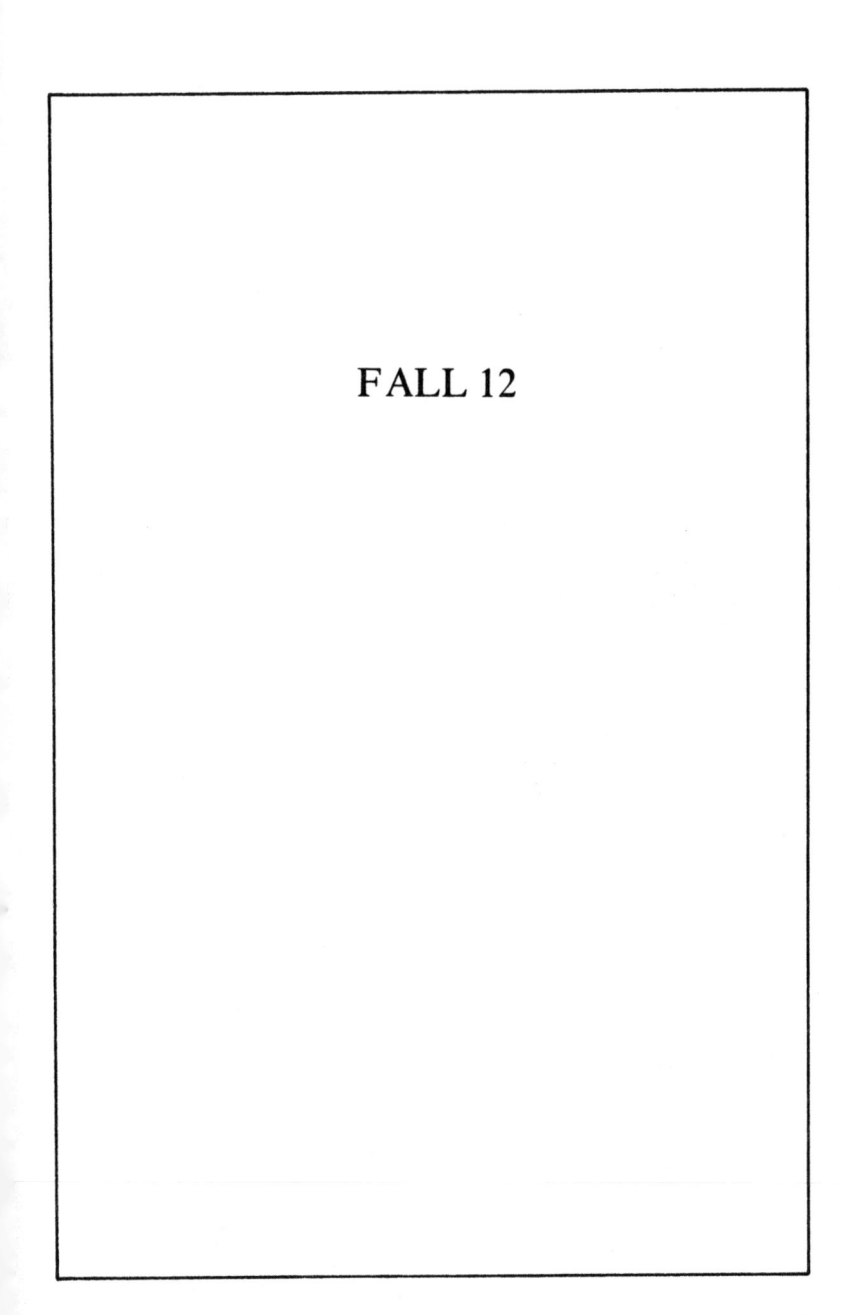

Sauerstoff
verbessert Lernprozesse

Sie nennen ihn Pop. Er ist der dufteste Typ seiner Klasse und die Sorge seiner Mutter. Bis zu diesem Jahr, in dem er sein Abitur machen soll, ist er einsame Spitze in fast allen Schulfächern. Dabei rührt er zu Haus die Bücher weniger an als irgendeiner seiner Freunde. Die meisten schreiben von ihm ab. Er hat raffinierte Systeme des Vorsagens entwickelt. Er lernt so leicht wie andere essen und trinken. Bis dieses letzte Schuljahr kommt. Da wird auf einmal alles anders. Und seine Lehrer sehen schwarz.

Er heißt Artie Altmann und ist achtzehn. Er lebt mit seiner Mutter und seinem zwei Jahre jüngeren Bruder Tobias in einer Eigentumswohnung. Die hat Vater noch gekauft, als er lebte. Vater hatte das goldene Sportabzeichen. Er starb mit sechsundvierzig an einem Schlaganfall. Der Tod kam wie ein Blitz aus heiterem Himmel. Da niemand auch nur im Traum an eine solche Möglichkeit gedacht hatte, waren sie in jeder Beziehung unvorbereitet.

Das goldene Sportabzeichen - kein Schutz vor Schlaganfall

Die Mutter wollte ihren alten Beruf als Produktionsleiterin wiederaufnehmen. Doch es war nur ein Platz als Verkäuferin frei. Lange sah es so aus, als müßte sie beide Jungen von der Schule nehmen. Für die Mutter wäre das mehr als ein neuer Todesfall gewesen. Denn Artie war ein glänzender Mathematiker. Schon seit Jahren hatte es immer festgestanden, daß er Mathematik studieren würde. Seine Lehrer hatten ihm eine glänzende wissenschaftliche Laufbahn prophezeit. Und das sollte alles zerstört sein?

Da sprang die Großmutter ein. Nun ging doch noch alles gut. Bis auf die schreckliche Lücke, die der Vater hinterlassen hatte.

Rennen um Punkte

Doch das Schicksal schien sich gegen Artie verschworen zu haben. Gerade als er begann, sich auf sein Abitur vorzubereiten, geschah das zweite Unglück. Für Artie war es wichtig, daß er Bestnoten bei den Prüfungen herausholte, weil sein Studium sonst womöglich am Numerus clausus, der Zulassungsbeschränkung zu den Universitäten scheitern konnte. In diesem Augenblick, als er alle seine Ruhe und Kräfte brauchte, wurde die Großmutter in der Stadt von einem Auto überfahren. Sie starb auf dem Weg ins Krankenhaus.

Von nun an versagt Artie. Seine Hände sind ständig naß und zittern. Er muß am Tag sechsmal die Unterhemden wechseln, weil sie verschwitzt sind. Nachts schreit er im Schlaf auf. Was jedoch das schlimmste ist: Er behält nichts mehr!

»Pop, nimm dich zusammen!« sagen seine Freunde.

»Artie, wenn Sie so weitermachen, nimmt es ein schlimmes Ende«, sagen seine Lehrer.

»Ich schaffe es nicht«, flüstert Artie immer wieder vor sich hin. Er nimmt Tabletten, die ihn munter machen sollen, Tropfen, die ihn beruhigen sollen, Dragees, die sein Schwitzen verhindern sollen und Kapseln, die ihm seine geistige Elastizität wiedergeben sollen. Es nutzt nichts. Mit Arties Leistungen geht es weiter steil bergab.

**Angst vor dem Leben
führt zur Verkrampfung**

Da hört die Mutter, wie zwei ihrer Kolleginnen in der Mittagspause über Ozontherapie sprechen. Sie bringt

Artie, der sich heftig dagegen sträubt, zu einer Ozontherapeutin. »Das ist doch Unsinn«, wehrt sich Artie verzweifelt.

Warum sich Blutgefäße verkrampfen

»Abwarten«, meint die Therapeutin. »Der zweifache Schock, den Sie in Ihrer Jugend erlebt haben, hat zu einer Protesthaltung bei Ihnen geführt. Im Trotz verkrampfen sich Ihre Blutgefäße. Sie lassen nicht mehr genügend Nahrung in Ihr Gehirn. Auch Ihre Drüsen sind verkrampft. Daher die profusen Schweißausbrüche. Und Ihre Muskeln sind verkrampft. Sehen Sie nur Ihre Hände an, wie sie im Krampf zittern! Viele Menschen leben heute in dieser Protest- und Trotzhaltung. Sie wissen nicht, daß man ihnen mit Ozon helfen könnte, indem man die Angststarre ihres Denkens und ihrer Gewebe löst.«

»Ich habe keine Angst!« erklärt Artie mit zusammengekniffenen Lippen.

»Jeder Ängstliche hat Angst, zuzugeben, daß er Angst hat«, sagt die Therapeutin. »Dabei hat jeder Mensch Angst. Sie ist das Natürlichste von der Welt. Nur das Zuviel ist von Übel und sollte behoben werden.«

Ozon ist kein Nürnberger Trichter

Aus ihrem Ozongerät entnimmt die Therapeutin mit einer Injektionsspritze ein Gemisch von Ozon und Sauerstoff und injiziert es langsam tief in die Gesäßbacke von Artie.

»Schon Professor Liebig, einer der größten Chemiker, die je gelebt haben, erklärte: ›Ich betrachte die Entdeckung des ozonierten Sauerstoffs für eine der merkwürdigsten, die je gemacht wurden.‹

Das Vertrauen kehrt wieder

Warten wir ab, ob sich diese Worte auch bei Ihnen bewahrheiten, Artie. Wir werden eine Serie von Ozoninjektionen mit Kurzwellenbestrahlungen kombinieren.«

Nach der dritten Injektion löst Artie eine komplizierte mathematische Aufgabe auf einen Sitz. Damit gewinnt er nicht nur Vertrauen zur Ozontherapie, sondern auch wieder Vertrauen in seine Fähigkeiten. Nach der sechsten Injektion beginnen die Prüfungen. Es kommt zu einem harten Endkampf.

Eines Nachmittags stehen zwei Mitschüler von Artie im Wartezimmer der Ozontherapeutin: »Können Sie uns auch helfen, wie Sie Artie geholfen haben?« fragen sie. »Er hat drei Einser hintereinander geschrieben«. »Ozon kann vieles«, antwortet die Therapeutin lachend, »doch was ihr wollt, ist ein Nürnberger Trichter, und der kann nicht an das Ozongerät angeschlossen werden.«

Artie besteht das Abitur mit den besten Noten. Sein Studium ist gesichert und seine Mutter kann aufatmen. Wieder einmal hat sich bewiesen, daß man, um gesund und leistungsfähig zu werden, auch das Ungewöhnliche ausprobieren sollte. Oftmals hilft es.

FALL 13

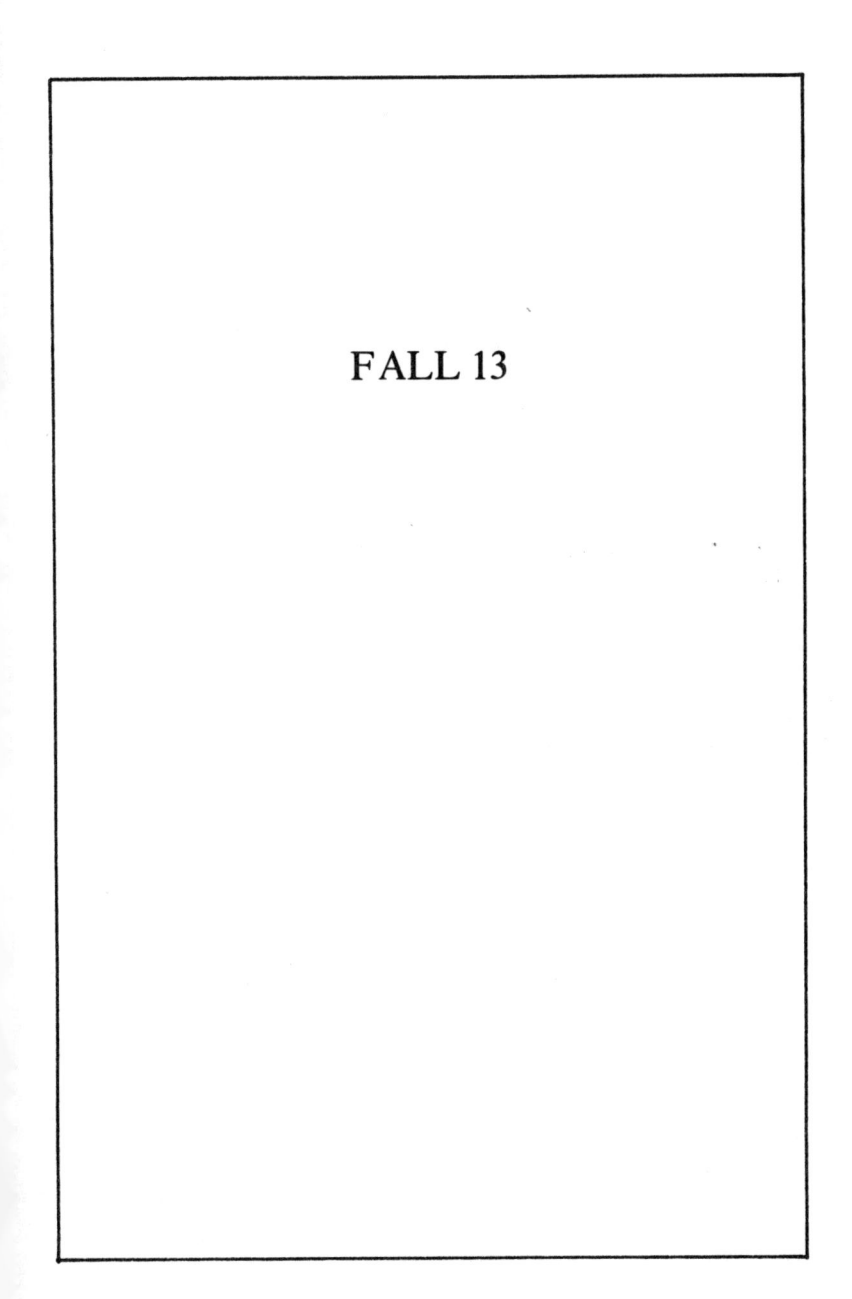

Gedächtnisstörungen —
ein Mangel an Sauerstoff

»Wie kommt es bloß, daß ich alles vergesse?« fragt **Vergeßlich —**
Frau Ring in der Praxis. »Ich höre, daß sich so viele **darüber klagen**
Menschen heutzutage über ihre Vergeßlichkeit bekla- **viele**
gen. Doch bei mir nimmt es, seit ich siebzig bin, gera-
dezu abscheuliche Formen an.«

»Für das, was Sie denken, was Sie behalten und was Sie vergessen«, antwortet der Doktor, »ist Ihr Gehirn zuständig. Vergeßlichkeit ist eine Schwäche dieses Organs, so wie eine mangelhafte Verdauung auf eine Schwäche Ihres Darmes oder ungenügende Blutverteilung auf eine Schwäche Ihres Herzens zurückgeht. Über Herz, Magen und Darm finden Sie überall Aufklärungsartikel und Pflegehinweise.«

»Aber nicht für das Gehirn«, fällt ihm Frau Ring ins Wort.

»Das Gehirn ist tatsächlich das am wenigsten bekannte Organ unseres Körpers«, bestätigt der Doktor. »Und dabei sind Sie Tag und Nacht auf Ihr Gehirn angewiesen. Alles, was Sie an Wünschen, an Schmerz und Freude erleben, alles hängt vom Zustand dieses Organs ab. Leider machen sich nur die allerwenigsten

Leute Kopfschmerzen über die Gesundheit ihres Gehirns.«

»Ich schon, Herr Doktor«, versichert Frau Ring eifrig. »Deswegen bin ich ja bei Ihnen.«

»Und Sie merken, daß Sie viel vergessen?«

»Schrecklich viel! An etwas, das vor fünf Minuten passierte, kann ich mich schon beim besten Willen nicht mehr erinnern.«

»Doch an Ihre Kindheit und Jugendzeit erinnern Sie sich genau?«

»Gewiß doch, Herr Doktor. Wie ich aufgewachsen bin, wie ich geheiratet und meine vier Kinder bekommen habe, das sehe ich so deutlich vor mir, als wäre es erst gestern gewesen. Mein Leben lang bin ich Zeitungsausträgerin gewesen, jeden Morgen um vier aufgestanden, keinen Tag in all den Jahren krank gewesen.«

»Sind Sie heute noch so gelenkig wie damals?«

»Daß die Gelenke mit siebzig steifer werden, ist doch natürlich. Genauso, daß die Augen nicht mehr so deutlich sehen wollen.«

Hundert Gießkannen voll Blut versorgen täglich das Gehirn

»Und die Blutgefäße, die Ihr Gehirn ernähren?« fragt der Doktor. »Glauben Sie denn, daß die noch so elastisch sind wie in der Kindheit? Überlegen Sie einmal, was durch diese Rohrleitungen alles geflossen ist. Jeden Tag strömen zehntausend Liter Blut durch Ihren Körper. Vier große Schlagadern versorgen allein Ihr Gehirn. Jede Minute nimmt Ihr Gehirn von dem Blutumlauf dreiviertel Liter Blut in Tausenden von mikroskopisch kleinen Röhren auf. Das sind am Tag über tausend Liter. Das sind hundert Gießkannen voll. Und das Tag für Tag siebzig Jahre lang.«

»Nur damit mein Gehirn ernährt wird?« staunt Frau Ring.

»Nicht nur. Das Blut, das durch Ihre Schlagadern in den Kopf steigt, dient zugleich zur Heizung, damit es im Oberstübchen stets warm ist. Ein Teil wird zum Wasserwechsel verbraucht. Ihr Gehirn als Ihr kostbarster und empfindlichster Besitz liegt unter dem Schädeldach in einem Wasserbett, damit es vor Stoß und Schlag geschützt ist. Dieses Wasser muß ständig frisch gehalten werden. Es wird mehrmals am Tag erneuert.

Kein Wunder, daß die Rohrleitungen bei diesem Arbeitsdruck auch mal Schaden nehmen. An irgendeiner Ecke lagert sich Kalk, an einer anderen sammeln sich Abfälle. Eine Leitung wird verstopft. Da bleiben dann die davon abhängigen Zellräume ohne Sauerstoff, Flüssigkeit und Nahrung und schließen den Betrieb. Sie merken es daran, daß Sie über Schwindelanfälle klagen, daß Ihr Gedächtnis schwindet, daß jähe Stimmungsschwankungen auftreten und daß Sie von Kopfschmerzen gequält werden. Der Arzt sagt: Sie leiden an Zerebralsklerose. Ihre Gehirnsubstanz verhärtet sich, die Blutgefäße verkalken.« **Wenn die Blutgefäße im Gehirn verkalken**

»Und dagegen kann man nichts machen?«

»Doch. Heute haben wir die Möglichkeit, chronische Durchblutungsstörungen wirksam anzugehen. Und zwar verwenden wir ein Gas dazu, das eine außerordentlich aktive und energische Form von Sauerstoff ist. Es heißt Ozon.«

Die alte Dame bekommt fünfzehn Ozoninjektionen, die meisten intravenös, ein paar davon in den Hinterkopf. Anfangs muß sie sich zweimal, dann nur noch einmal in der Woche spritzen lassen. Sie stellt ihre Ernährung um und zieht leichte, naturbelassene Rohkost bei ihren Mahlzeiten vor, um einer weiteren Verkalkung ihrer Arterien vorzubeugen.

Frau Rings Tochter bestätigt bei einem Besuch, daß jetzt mit ihrer Mutter viel leichter auszukommen sei. »In den letzten Jahren ist es manchmal kaum zum Aushalten gewesen«, sagt sie. »Da lief sie einfach am Tage fort und kam nachts nicht nach Haus. Wir suchten sie dann ganz verzweifelt. Am nächsten Vormittag war sie wieder da. Wo sie die Nacht verbracht hatte, wußte sie nicht.«

OZON
Geschichte eines neuen Heilmittels

1783 bemerkt der Chemiker Martin van Marum bei Durchschlagen elektrischer Funken durch Sauerstoff einen besonderen Geruch;
1839 entdeckt der in Metzingen geborene Professor Christian Friedrich Schönlein, daß die elektrischen Entladungen der Atmosphäre den Sauerstoff der Luft umwandeln und durch Konzentration seine natürlichen Eigenschaften vervielfachen;
1841 beschreibt Prof. Schönlein sein Gas, das er das »Riechende« nennt, auf griechisch: Ozon;
1845 Masignar und de la Rive stellen fest, daß Ozon beim Durchgang elektrischer Funken durch reines, trockenes Sauerstoffgas gebildet wird;
1846 Nach siebenjähriger Untersuchung sagt Prof. Schönlein zu seinen Studenten: »Das Ozon wird uns noch lange beschäftigen und noch viele Überraschungen bringen.« Prof. Schönlein erkennt bereits den unterschiedlichen Ozongehalt der Luft;
1856 Die Engländer Andrews und Tait weisen nach, daß Ozon Sauerstoff in einem veränderten (= allotropischen) Zustand ist. Wenn ein Element in verschiedenen Formen vorkommt, bezeichnet man diese als allotrope Modifikationen;
1857 Werner von Siemens stellt erstmals mit Hilfe der nach ihm benannten Ozonröhre Ozon auf elektrischem Wege her;
1866 Soret entdeckt, daß die Dichte des Ozons anderthalbmal so groß ist wie die Dichte des Sauerstoffs;
1920 Professor Bier, Berlin, reichert Patientenblut mit Sauerstoff an.
Danach injiziert er es in den Körper zurück. Professor Henschen

rettet in der Schweiz mit sauerstoffangereichertem Blut Patienten vor dem Narkosetod;

1925 Die Professoren Wehrli, Locarno, und Casagrande, Padua, führen erste Behandlungen mit Patientenblut durch, das von ihnen in einer Quarzglasspritze mit ultraviolettem Licht bestrahlt wird, wobei sich Sauerstoff in Ozon verwandelt;

1933 Mit ozonisiertem Patientenblut erzielen Braun in Deutschland und Knott in USA besondere Erfolge bei bakteriellen Infektionen;

1934 Der Züricher Zahnarzt Fisch tritt für Ozon-Sauerstoff-Behandlung in der Zahnheilkunde ein. Gute Erfolge bei Paradentose, Zahngranulomen und Entzündungsherden;

1935 Professor Payr, Ordinarius für Chirurgie in Leipzig, führt die Ozontherapie in die Schulmedizin ein;

1938 Aubourg berichtet über überzeugende Erfolge aus der chirurgischen Akademie in Paris, wo Ozon in Fisteln injiziert und zur Insufflation in Vagina, Uterus, Blase und Nebenhöhlen verwandt wird;

1946 Prof. Wehrli konstruiert eine Apparatur, in der das Blut des Patienten ohne Gefährdung mit Sauerstoff angereichert und im Vorbeiströmen uv-bestrahlt und damit ozonisiert wird. Er nennt seine nun voll ausgebildete Methode Hämatogene Oxydationstherapie. Neben der von Prof. Wehrli entwickelten HOT-Methode gibt es eine zweite Form der Ozontherapie, bei der Ozon aus Sauerstoff durch stille elektrische Entladung erzeugt und einem Ozongerät direkt entnommen wird.

Dieses Buch wäre nicht möglich gewesen ohne die geduldigen Auskünfte der Ärzte und Patienten. Wir haben in unseren Berichten aus verständlichen Gründen alle Namen der Patienten geändert. Allen sei herzlich für ihre Bereitschaft gedankt, im Hinblick auf die vielen Leidenden, denen vielleicht die Ozontherapie Hilfe und Erleichterung bringen kann, Sachinformationen und Anregungen zu geben.

Besonderer Dank gilt
Docteur Gisèle Armelin, Paris
Dr. med. Hans Wolff, Frankfurt a.M.
  1. Vorsitzender der Ärztlichen Gesellschaft für Ozontherapie
Dr. med. J. Brand, Bad Homburg v.d.H.
  1. Vorsitzender der Arbeitsgemeinschaft für Haematogene Oxydationstherapie
Ingeborg Bücker, Heilpraktikerin, München
Dr. J. Häusler, Iffezheim

Ozon —
ein Lebensspender

Dieses Buch befaßt sich mit einer neuen Behandlungsmethode, die viel von sich reden macht, obwohl sie in der Schulmedizin noch kaum angewendet wird. Ozon, das stark riechende Gas aus drei verbundenen Sauerstoffatomen, ist einer der interessantesten Stoffe dieser Erde.

Die Ozonschicht, die äußerste Schicht der Atmosphäre unserer Erdkugel, ermöglicht erst Leben auf unserem Planeten. Sie fängt die ultravioletten Strahlen der Sonne ab und schützt damit alles Lebendige vor der Zerstörung durch diese Strahlen. Die Ozonschicht könnte jedoch schon in wenigen Jahren durch die Schuld der Menschen verloren gehen. Es wurde nachgewiesen, daß die Treibgase in unseren Spraydosen — es sind Fluor-Chlor-Kohlenwasserstoffe — bis in die Ozonschicht hinaufsteigen und dort in einer Art Kettenreaktion das Ozon abbauen. Trotzdem werden weiterhin jährlich rund eine Milliarde Kilogramm dieser gefährlichen Treibgase hergestellt und versprüht. Wenn nicht gesetzlich eingegriffen wird, könnte allein schon dieser Leichtsinn das Leben auf unserem Erdball in Frage stellen.

Doch was hat es sonst mit dem Ozon und seiner Verwendung auf sich?

Ozon entsteht durch elektrische Entladungen in Luft oder Sauerstoff. Nach einem Blitzschlag kann man es sogar im Freien deutlich riechen. Es ist eines unserer stärksten Oxydationsmittel und kann daher zur Erzeugung besonders hoher Verbrennungstemperaturen verwendet werden. Ozon ist auch ein starkes Desinfektionsmittel und es wird heute zunehmend zur Entkeimung des Wassers in Schwimmbädern verwendet. Eingeatmet ist Ozon jedoch hochgiftig, denn die Lungenbläschen, die auf normalen Luftsauerstoff eingerichtet sind, werden durch Ozon überreizt und geschädigt. Kleine Mengen von Ozon dagegen werden von allen anderen Körpergeweben gut vertragen, ja sie reagieren darauf sogar ausgesprochen positiv: blockierte Heilungs- und Regenerationskräfte werden angeregt. Die Erfahrung hat das inzwischen tausendfach bewiesen. Nur der eigentliche Vorgang dieser

Heilwirkung konnte bisher noch nicht eindeutig geklärt werden. Und deshalb verhalten sich die Naturwissenschaftler, die nur das glauben, was sich experimentell messen und beweisen läßt, noch ablehnend.

Folgende Fragen stehen offen:
1. Ist die Wirkung des Ozons im Gewebe ein einfacher Oxydationsvorgang?
2. Wirkt Ozon im Körper als Katalysator, der andere Stoffwechselvorgänge auslöst?
3. Verhindert Ozon als starkes Oxydationsmittel das Umschlagen des Zellstoffwechsels in die gefährliche Gärung?
4. Wirkt Ozon vielleicht rein antibiotisch im Blut und im Gewebe, ebenso wie bei der Entkeimung des Schwimmbadwassers?

Seitdem die moderne Mikrobiologie im menschlichen Gewebe und Blut immer neue Parasiten entdeckt, scheint die letzte dieser Theorien gar nicht so abwegig. Leben ist ein ständiger Kampf zwischen verschiedenen Organismen. Die kleinsten Lebewesen dieser Erde, die Einzeller und Mikroben, sind erwiesenermaßen die gefährlichsten Feinde des Menschen. Er muß seine ganze Intelligenz einsetzen, um ihrer Herr zu bleiben.

Der vorübergehende Siegeszug der modernen Antibiotika gegen die Bakterien, die ja nur einen Teil der Mikroparasiten ausmachen, hat sich leider als Pyrrhussieg erwiesen. Durch die ständige Anwendung der Antibiotika entwickelten sich neue resistente Bakterienstämme und in zunehmendem Maß auch Viren und Einzeller (Protozoen), die gegen fast alle Antibiotika unempfindlich sind. Das Ozon könnte sich als die entscheidende Waffe herausstellen, mit der wir sie in Schach halten können, wenn die natürlichen Immunkörper versagen.

Nun, unsere Wissenschaftler werden diese Frage eines Tages klären. Einstweilen wissen wir nur, daß Ozon in vielen verzweifelten Fällen geholfen hat und daß die Behandlung bei richtiger Anwendung ungefährlicher ist als viele Medikamente. Wir brauchen also auf diese segensreiche therapeutische Möglichkeit nicht mehr zu verzichten, sondern können weiter an jedem erfolgreich behandelten Fall lernen und den Wirkungsmechanismus erforschen.

Heilkunde war immer zunächst nur praktische Erfahrung (Empirie), und das wird wohl auch so bleiben. Die Naturwissenschaft konnte immer nur nachträglich die Zusammenhänge aufklären. Bis heute hat die Schulmedizin die Ozontherapie noch nicht voll anerkannt. Die Erfolge werden sie wohl eines Tages dazu zwingen.

Dieses Buch soll dazu beitragen, die Möglichkeiten der Ozontherapie aufzuzeigen. Thomas Zottmann hat einige besonders eindrucksvolle Schicksale beschrieben, denn erst die bildliche Vorstellung macht eine Theorie lebendig. Natürlich sind diese ausgewählten Einzelfälle besonders erfolgreich verlaufen und es muß zugegeben werden, daß nicht jeder Mensch auf diese Behandlung so gut anspricht. Dennoch ist das Urteil der meisten Ozon-Therapeuten positiv. Ein Versuch mit dieser neuen, ungefährlichen Behandlungsmethode lohnt sich in erstaunlich vielen Fällen.

W. Harless

REGISTER

Akupunktur 111 f
Allergien 114
Anämie 71
Arterien 17 ff, 43, 66, 79
Arteriosklerose 19, 102 f
Arthritis 113
Asthma bronchiale 44
Atem 12

Bauchspeicheldrüse 44
Blase 45
Blutgefäße 124
Blutkörperchen 17
Blutplasma 14
Blutzirkulation 65
Bronchitis 114
Brusthöhle 13
Brustkorb 13

Cholesterin 17

Darm 22 f, 45, 57, 82, 114, 123
Durchblutungsstörungen 22, 62 f

Eingeweide 82
Ekzeme 43, 99 ff

Fisteln 45
Frischkost 58
Furunkulose 43
Fußpilz 62

Galle 42
Gedächtnisstörungen 123 ff
Gehirn 18, 123 ff
Gelbsucht 71
Geschwüre 43 f, 49 ff
Gleichgewichtsstörungen 77

Hämoglobin 14 f
Harnleiter 45
Hautausschlag 99 ff
Hautpilz 43, 85 ff
Herz 18, 43 ff, 56, 80, 91 ff, 114, 123
Herzinsuffizienz 91
Hüftarthrose 114

Indometacin 41
Kolibakterien 27
Kopfschmerzen 78
Koronarinsuffizienz 43
Kortison 41
Kreislauf 18 f, 43, 102 f, 114

Lähmungen 114
Leber 44, 71 ff, 114
Lunge 13 f, 17, 57
Lungenbläschen 13, 94
Lymphgefäße 82

Magen 43 ff, 82, 114, 123
Mykardschaden 91

Nerven 114
Nervosität 78
Neurosen 114
Nieren 44

Ödeme 71
Oxydationstherapie 34

Polyarthritis 41, 107 ff

Rheuma 39 ff
Rippen 13
Rückenmark 114

Salicylsäure 41
Stoffwechsel 114

Scheide 45
Schilddrüse 44
Schlaf 61
Schwindel 78

Unterschenkelgeschwüre 43 f

Vegetative Dystonie 33
Venen 17 ff, 43, 49 ff, 62 ff, 114

Zähne 45
Zuckerkrankheit 44
Zwerchfell 13
Zwölffingerdarm 43